Fêlures et clignotements

La maladie de A.

Odile Gabeur

Fêlures et clignotements

La maladie de A.

LES ÉDITIONS LA BRUYÈRE
128, rue de Belleville
75020 — PARIS

Les Éditions LA BRUYÈRE
ISBN : 978-2-7500-0358-6
Dépôt légal : 4e trimestre 2007

PRÉFACE

Un jour, une vie tient dans la paume d'une main, ressemble aux traces de pattes de moineau dans la neige, pour dire l'oiseau dans le ciel.
La narratrice de ce récit recueille l'invisible d'une vie, celle de sa mère, qu'elle accompagne dans le labyrinthe final où elle va s'éteindre, auréolée de la tendresse toute particulière d'une relation d'amour, entre mère et fille, enfin dévoilée.
Mille gestes de ce nouveau quotidien qui leur est imposé, à l'une comme à l'autre, mille détails que toute vie reconnaîtra : « Dieu gît dans les détails ».
Une promenade précise, attentive, aimante, dans la neige d'une vie.

*Marthe Emon**

* *anime depuis 1982 un atelier « Écrire » au Centre Sèvres des jésuites où elle a connu l'auteur de ce livre.*

C'est toujours un enrichissement
de pouvoir vivre
ce qu'il vous est donné de vivre…

M.J.C

PROLOGUE

Après la mort de ma mère, trois ans s'écoulèrent avant que je n'ouvre la boîte cubique en fer blanc où dormaient mes notes, celles prises quand je venais aux Glycines blanches. Dans le bus et le métro du retour, je sortais mon petit bloc et notais les menus faits de notre après-midi : ses rebellions, ses étrangetés et ses docilités, son mutisme ou le flux de ses paroles. Ces documents... serviraient-ils un jour ?

En 1998, j'ouvris la boîte, parcourus quelques feuillets, l'idée d'un livre me tenait. Je couvris des pages que je relisais, corrigeais, recommençais, pour les déchirer ensuite, finalement..., rien n'allait. Cela dura deux ans !

Un beau matin, j'eus l'idée d'une façon différente de raconter. J'allais écrire une suite de scénarios courts avec dialogues à voix basse et à voix haute, nous nous parlerions maman et moi. Mon récit serait sincère et véridique. Simplement, je changerais les noms de personnes et de lieux*.

En 2000, j'étais prête pour ce long travail durant lequel je vécus en intimité secrète et étrange avec maman qui ne quittait plus ma pensée. Je la décrivais pauvre de tout, revenue à l'état de dépendance d'un enfant, et dans le même temps, je retrouvais son air soucieux de toujours, son visage tendu pendant la guerre... et aussi ses caresses et ses sourires aux enfants en bas âge. Je revivais sa présence, ses manies, ses gestes.

Alzheimer avait volé sa mémoire, mais je restais, moi, sa mémoire.

J'ai confié la mise en pages de ce livre à la compétence de ma nièce Anne Varet Vitu. Elle s'aventurerait dans un long labeur de patience. Qu'elle en soit remerciée et félicitée.

Grâce à elle, se pérennise le XXe siècle vécu par notre mère, sa grand-mère, l'ancêtre de notre très nombreuse lignée !

* Se reporter à la chronologie en fin d'ouvrage.

À Jeanne Gabeur-Cart (1904-1995)
Ces récits et ces souvenirs
la garderont présente
à ceux qui l'ont connue et aimée,
à ceux qui l'ont assistée et soignée
au cours des phases difficiles de sa maladie.

Louise

La photo jaunie, prise dans la cour de ferme du Clos briard, datée du 30 juin 1916, témoigne et raconte :

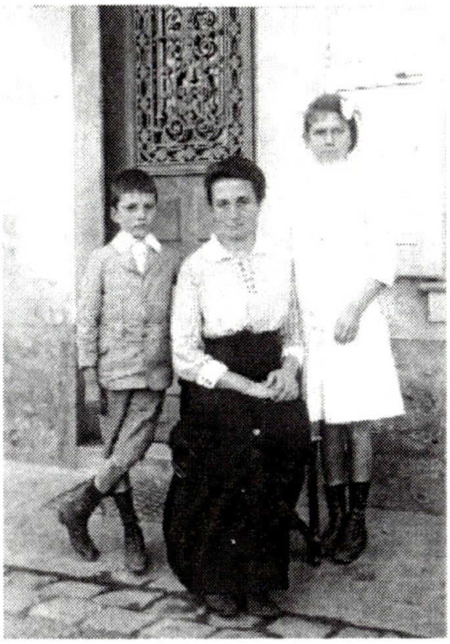

« Trois personnes. On reconnaît Marie, la maman, le petit frère Philippe et Louise. Ils pausent. Trio endimanché, en attente, un peu guindé, devant la porte d'entrée principale de la maison. La photo sera postée au Capitaine de Cavalerie, au 'Front' avec ses régiments.
Marie, les mains sur les genoux, porte une jupe foncée longue avec un corsage-chemisier clair. Le visage plutôt volontaire se montre bienveillant et doux. Les cheveux légèrement bouffants au-dessus du front sont pris en chignon sur la nuque. Elle semble soucieuse de paraître en beauté, mais sa distinction naturelle la fait 'grande dame', avec le sérieux et la dignité d'une femme responsable. C'est vrai qu'elle tient en main de maître, depuis deux ans de pénurie, la marche de l'exploitation.
À droite, Louise. Douze ans. Grande fille bien bâtie, raide dans sa robe d'été blanche, un air opiniâtre un peu farouche, presque revêche. Sa belle tignasse noire frisottante est ramenée en natte sur le dos, un nœud de ruban blanc la relève sur le côté. Son bras droit serre fort le dos de sa maman comme pour la tenir. Visiblement, elle la protège, elle est sa grande fille ! Si sa mère ne l'avait pas... ? Elle n'a qu'elle au Clos briard, semble penser Louise qui pince les lèvres et fronce les sourcils. Elle n'est pas belle sur la photo ! Son œil noir veille, soupçonneux !
Lui, le petit frère, huit ans, a quitté non sans grogne ses soldats de plomb, impatient d'y retourner. Cheveux coupés ras, petit visage volontaire, culotte courte en dessous des genoux, veston de coton boutonné, un jeune corps plein d'aisance ! Élégamment sans le savoir, il s'enlace les jambes avec grâce et souplesse comme un danseur qui vient de rebondir. Il cherche à montrer ses fines bottines lacées jusqu'à mi-mollet, et trépigne un peu, le photographe n'en finit pas ».

Les familles de Léon et de Marie, deux parentèles de frères et sœurs, d'oncles et tantes et cousins, se fréquentent et se reçoivent avec de nombreux amis. Ils sont cultivateurs et chasseurs. Ce beau monde rural parle gibier, battues et garennes, fermages et rendements, et aussi du temps qu'on aimerait avoir ou qu'on déplore... Ils sont bons vivants sérieux et humanistes, ils sont attachés aux valeurs familiales et traditionnelles qu'ils transmettent à leurs enfants, comme les hectares, de famille en famille.

Elle a sept ans, cheveux noirs très frisés, robe d'été à col brodé, bottines cirées noires. C'est elle, Louise, dite Louisette. Elle saute à la corde dans les allées du verger, entre les lignes de poiriers. On la retrouve jouant à la marelle devant la maison, ou promenant son petit frère de trois ans. Le plus souvent, c'est sa besogneuse maman qu'elle accompagne à la laiterie, aux poulaillers, aux cabanes des dindons.
Elle est raisonnable et réservée, chérie au Clos briard par les employés de la ferme, les habitants du village, l'instituteur de l'école communale qu'elle fréquente, et la vieille Maria qui l'a gardée toute petite.
Son père Léon dirige la grosse ferme de la commune et en est le maire. Notable estimé, sélect et bien mis, importante moustache brune, faux-col et manchettes, il en impose. Il s'appuie sur son épouse, Marie, qui, avec autorité, dirige la maison et ses gens, veille au grain. Ses mains sont larges et musculeuses, avec la douceur du velours. Elle a le cœur bon.

Yvon

Fils aîné d'une famille aisée, des négociants en tissu d'Auxerre (Yonne), Yvon, jeune bachelier, engagé volontaire en 1917, gradé lieutenant de réserve de cavalerie, diplômé en agronomie, avait la vocation de cultivateur.

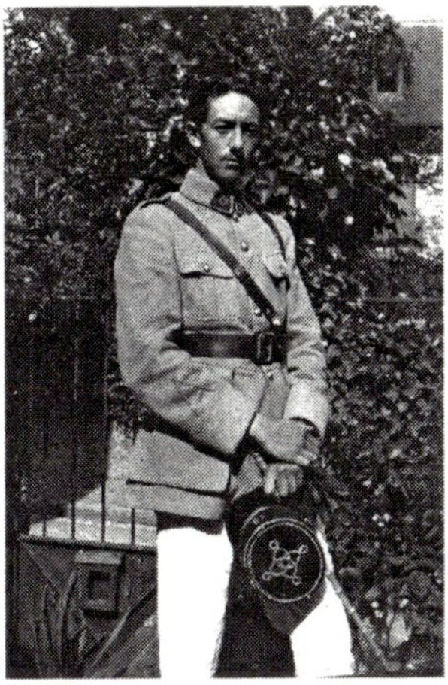

Le 5 juin 1925

Ils se sont connus, se plurent, s'aimèrent. Les fiançailles furent de courte durée. Pourquoi tarder ? Mareville était prêt et « la terre n'attend pas », Louise le savait, ses parents aussi.

Le mariage eut lieu à l'église Saint-Thomas d'Aquin, dont le portail, bijou parisien du XVIIIe siècle, se découvre en marge du trépidant boulevard Saint-Germain. La pompe discrète de la solennité fut de mise en ce haut-lieu, anciennement dominicain, richement décoré, intime et recueilli.
Yvon et Louise se passèrent les alliances. La pittoresque place mi-ovale au bas des marches en arrondi, accueillit les familles et les amis, double assistance briarde et bourguignonne, sobrement élégante. À la sortie, compliments, félicitations, photos, remerciements ! L'un et l'autre du couple surpris d'être époux soudain.

Dans un grand hôtel parisien, on passa aux réjouissances mondaines qui durèrent jusqu'au matin. Lui, légèrement dégingandé, s'amusait de paraître 'dandy', un peu trop enjoué au goût de Louise. Mais on le connaissait studieux et obstiné, ne manquant pas d'envergure ni d'enthousiasme. Elle, d'une réserve discrète, s'appliquait à être aimable, le sourire contenu. On la savait sage et posée, sérieuse et forte.
Ils s'évadèrent sans bruit au cours de la nuit, étourdis de l'enchaînement si rapide des faits lors de cette lumineuse journée qui leur entr'ouvrait une vie autre.

Sans attendre, ils s'installèrent à Mareville dans la belle demeure de ferme, bâtisse Louis XIII dont on admirait la façade mais dont l'intérieur resterait bien vétuste. Là naîtraient et grandiraient leurs huit enfants, six filles et deux garçons dont l'un décéderait en bas âge.

Mareville ! Une vie dure et sans confort, quinze ans de labeur fécond. Dès 1937, le bail approchant de son terme, il faudrait se préparer à tout quitter. D'avance, Yvon négocierait la reprise d'une nouvelle ferme plus importante.

PREMIÈRE PARTIE

Solange évoque...

Mareville-en-Vexin
1925-1939

Au hameau de Mareville-en-Vexin, commune de Prémont (à 2 kilomètres), notre maison de ferme se remarquait pour sa belle importance. Certes, elle avait besoin de réparations et d'aménagements, l'air y passait de partout, mais je ne me souviens pas en avoir souffert.

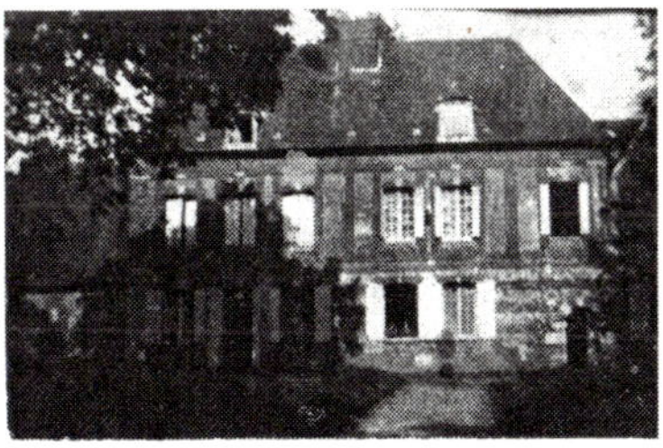

« Mareville, maman ! Tu te souviens ?
— Je ne sais pas de quoi tu parles... »

Les débuts août 1929

Benoîte et moi Solange, nous avions trois et deux ans. Nous devenions des fillettes presque raisonnables.

Benoîte que j'appelais 'Oi-oi', avait un comportement déluré de garçon manqué qui charmait papa.

Moi, Solange, la cadette, 'le petit Silou' de maman, je faisais son bonheur parce que je lui ressemblais, disait-on, même nez, même teint mat. Elle retrouvait en moi la petite fille qu'elle avait été. Ou celle de ses rêves.

Maman attendait un petit bébé, c'est pour cela qu'elle était fatiguée, nous aurions peut-être un petit frère, il fallait attendre, on l'appellerait Jamie.

Il faisait une journée lumineuse, je replace mon premier souvenir cet après-midi-là.

Les cousines de papa sont venues. Ma sœur et moi, nous portons une robe légère et décolletée orange. Il y a eu des éclats de rire et de couleurs dans la grande salle-à-manger, fenêtres ouvertes.

L'après-midi, maman me réveille dans ma sieste. Papa vient de décider une promenade en 'automobile'. Rutilante en bas de la cour, superbe, prête à démarrer ! Le moteur gronde, des bouffées de gaz gris se dispersent en légers nuages bleutés. Les jeunes filles joyeuses et froufroutantes courent se serrer sur la banquette arrière. Papa impatient klaxonne... Je vois tout ça mais j'attends maman qui sort en dernier pour fermer la maison. Elle serre très fort ma petite main pour me faire dégringoler le raidillon qui mène à l''automobile'.

Il n'y a plus de place pour moi derrière dans les tourbillons d'étoffes claires, les jambes fines et les chapeaux fleuris. Alors maman m'assoit devant, serrée entre papa et elle. Je suis la reine, je me redresse et souris.

Je me souviens de ce bonheur. C'est à partir de cette escapade délicieuse que j'ai dû commencer à voir autour de moi, regarder, entendre, comprendre et retenir certaines choses. Ce devait être le début de ma mémoire.

Septembre 1929

Je suivais Oi-oi qui m'emmenait partout dans la cour de ferme et le jardin. Maman nous prenait avec elle pour soigner les poussins et fermer le poulailler le soir.
Papa s'entendait à merveille avec Oi-oi, 'sa grande fille', faisait cas de son intelligence et de sa perspicacité.
Le bébé Jamie ne marchait pas encore, papa le regardait toujours avec une grande tendresse et s'amusait à le faire rire.
Maman nous aimait beaucoup. Nous deux et le petit Jamie, elle nous serrait jalousement sous ses ailes maternelles, nous étions sa fierté. Elle attendait un nouveau bébé, nous ne savions pas si ce serait un garçon ou une fille mais nous étions heureux. Je savais compter jusqu'à quatre, nous serions quatre enfants.

Le dimanche après-midi parfois, si maman n'était pas trop lasse à cause du bébé à venir, c'était la promenade familiale à pied dans le hameau et et sur les routes campagnardes.
Maman me donnait la main, papa tenait celle de Oi-oi ou la laissait courir et galoper. Il poussait la charrette de Jamie. Les gens nous voyaient passer : « Belle petite famille ! ».

Quelques semaines plus tard, Jamie commençait à marcher... Il s'emparait de nos jouets en riant aux éclats ! On s'amusait beaucoup avec lui !
Vers Noël, Jamie marchait... Ce doit être peu après ces moments-là qu'elle arriva dans le berceau cette petite sœur promise qui s'appela Simone. C'était un beau bébé disaient les gens qui le voyaient, un bébé rond et vigoureux. Maman devait s'en occuper presque tout le temps.

Oi-oi, brunette frisée, hardie, délurée, infatigable. Nous sommes 'habillées pareilles'. Elle me mène à son rythme, je ne sais pas me passer d'elle.

Elle a vu maman monter 'là-haut', pour le biberon de Simone le nouveau-né dans le berceau. Elle prend ma petite main dans la sienne et m'entraîne, elle me montre comment faire sa dernière bêtise. Mais je ne veux pas faire comme elle.

Le petit Jamie, bel enfant se tient debout et marche, joufflu, joyeux, si beau ! Il nous amuse avec ses galipettes et ses éclats de rire. Papa l'appelle 'petit (ou gros) chenapan', le regarde avec bonheur, le mange des yeux !

Un matin, il a vomi, il est malade. À midi, ça s'aggrave. Tu restes 'là-haut', maman, jusqu'au soir. 'En bas', c'est Georgette, notre bonne, qui s'occupe de nous. Le lendemain tôt, le médecin. Il monte les escaliers quatre à quatre. Le soir, pas de mieux, le surlendemain, à nouveau le médecin, mais ça va encore plus mal. On ne te voit pas maman. Avec nous, c'est Georgette, elle a descendu le berceau de la petite Simone dans la cuisine 'en bas'. Le matin d'après, tout le monde a une figure triste. On ne parle pas.

Alors, tu descends à la cuisine, et me prends doucement dans tes bras pour monter le voir « notre petit Jamie ». Il est couché dans son lit blanc, son visage est rapetissé, tout pâle et creux, il ne bouge pas, mais sinon, il est comme avant.

« Regarde-le bien, chuchotes-tu tout bas, tu veux l'embrasser ? il est mort, mon petit Silou ». Après, je ne sais plus.

'En bas', on ne jouait plus. Oi-oi m'empêchait de faire du bruit, on n'avait rien à faire, nous ne nous disputions plus. Elle me disait que j'était trop petite pour comprendre que Jamie était mort et ne serait plus jamais là. Je ne le voyais plus, alors je ne pouvais pas penser à lui. Je répétais dans ma petite tête « chagrin, chagrin... Chagrin Jamie... »

Été 1931

Je te voyais pleurer dans la journée maman, papa aussi, le soir. Sur ta figure, des larmes coulaient comme de l'eau qui goutte. J'entendais un mot que je n'avais jamais entendu, c'était le mot 'chagrin'.

Pendant longtemps, dans la chambre des enfants, c'était près de Oi-oi que tu venais pleurer chaque matin, avant notre lever. Oi-oi te consolait. Elle seule. Je ne dormais pas et tu ne venais pas vers moi. Je ne comprenais pas pourquoi. Je crois que je t'en ai toujours voulu.

Hiver 1931-1932

Les mois passaient. À la maison, il y avait papa et maman avec Oi-oi et moi, et la petite Simone qui courait partout, mettait du désordre et riait. Maman nous disait de faire attention à elle et de la surveiller, nous étions les ‘grandes sœurs’.

Il est vrai que maman était très fatiguée à cause du futur bébé, nous étions très heureuses. Ce fut un beau matin. Dans le beau berceau blanc de la chambre de nos parents, un très petit bébé dormait, rosé et fripé. Nous n'en revenions pas. On l’appela Émilienne. Très vite, elle fit des sourires et nous la trouvions vraiment mignonne. Maman devenait plus gaie et papa de meilleure humeur.

Je me souviens que, très petite fille, j’aimais aider maman comme une grande. Elle me confiait des petits travaux faciles. Avec ‘mon chiffon’, j’essuyais le bas des meubles et faisais briller les pieds de table de la salle-à-manger. Déjà maman se reposait sur moi. Je suis devenue petite bonne femme d’intérieur et grande sœur attentive aux petits. Elle avait confiance en moi et m’apprit à être responsable. Je sais toujours ce qu’elle m’a appris à faire.

À Mareville, la 'bonne à tout faire', servante du quotidien, était indispensable dans les maisons de ferme. Je garde en souvenir celles qui ont travaillé chez nous, comme faisant partie de la famille.

Levées tôt, couchées tard, une étroite chambrette aux murs nus au bout de la maison, elles vivent aux rythmes et horaires des journées, exécutant besognes sur besognes, dedans, dehors, 'en haut', à la cuisine et auprès des enfants et du nourrisson. Elles n'ont que le dimanche après-midi comme repos.

Toi, maman, leur patronne, elles t'appellent 'madame Yvon', comme le font les 'hommes', travailleurs de la ferme. Tu vouvoies, exigeante et rigoureuse, mais juste et protectrice, ayant à cœur de les former à tous les travaux. Tu nous apprends à les considérer.

Il me reste de lointaines images de la première, Georgette, la fille de Pauline la laveuse. Elle dut nous apprendre nos premiers pas à Oi-oi et moi, bercer Jamie et lui donner ses bouillies. Je me souviens mieux de la suivante Marie Confait, un peu vieille et tassée avec sa blouse de grand'mère. Elle avait de grands enfants mais pas de mari, c'est pour cela qu'elle travaillait. Elle venait de P. près de Rouen, et partait de temps en temps voir ses enfants qui, un beau jour, lui interdirent de travailler, 'vu' son âge. Elle est restée chez nous sept ans.

Nos bonnes, l'une après l'autre. Je les ai aimées. Chacune garde un coin de mon cœur.

Affairées au fourneau de la cuisine, les mains, expertes aux épluchages des légumes du jardin, rougies par le robinet d'eau froide de l'arrière-cuisine, s'acharnant sur la maudite terre gluante et grasse collée aux pommes de terre et poireaux, aux chaussures, aux bottes, aux sabots, aux marches de l'entrée. Je restais les regarder nettoyer, cuisiner, plumer, dépecer, balayer, encaustiquer... servir.

Quand tu attendrais ton septième enfant maman, lourde et fatiguée, tu ferais venir Ambroisine, la femme du premier charretier, pour seconder Héléna. Elle commencerait chaque matin par nous aider à faire notre lit, puis assumerait le ménage du 'haut'.

Septembre 1931

Oi-oi a cinq ans, moi quatre. Maman avait appris à lire à Oi-oi, et moi je feuilletais son livre de lecture et reconnaissais des lettres. Maman, de ce fait, réfléchissait et cogitait en vue d'assurer elle-même, à demeure, notre scolarité à venir. Oui, elle enseignerait elle-même ses enfants. La pièce attenante à la cuisine, ancien réfectoire des journaliers quand on les nourrissait dans les fermes, — ce qui n'était plus le cas — deviendrait la petite école, et maman notre maîtresse. N'était-ce pas sa seconde vocation ? De toute façon, nous envoyer à l'école de Prémont, à deux kilomètres, il n'en était pas question.

C'est ainsi que nous ne fréquenterions pas les enfants de Mareville et Prémont, nos petits voisins. En raison de quoi, étions-nous, serions-nous des petites Normandes privilégiées ? ou lésées ? Ce n'était pas notre choix, mais celui de nos parents qui nous gardèrent à la maison avec un emploi du temps rythmé comme à l'école. Maman se consacrait à nous... Sans relâche, elle assura l'enseignement primaire de ses enfants. Avec elle, j'acquis de solides bases scolaires qui me sont toujours précieuses.

1925-1938

À Mareville, tout passe par Louise, elle est l'incontestable maîtresse de la maisonnée, tenant fermement en main la petite famille et le train de vie. Les enfants n'ont rien à chercher ailleurs, elle est tout pour eux, maman attentionnée, de tendresse et de rigueur. Elle transmet la vérité, la morale, le droit chemin, la prière, la pratique religieuse. Le souci des autres et le courage. Institutrice de surcroît, elle enseignera ses enfants dès l'âge scolaire.

Organisée, elle dirige le quotidien avec prévoyance et économie. Des moyens restreints ! « On démarre, ma petite femme, rassure Yvon, bientôt ça ira mieux ! », mais le mieux ne vient pas vite et la famille s'agrandit chaque année.

Oh !... ce n'est pas la vie douillette et aisée du Clos briard avec la sollicitude de ses bons parents ! À Mareville, les hivers froids, l'inconfort, les journées trop remplies. L'herbe mouillée, l'odeur des pommes à cidre, elle n'apprécie guère. Mais ses bébés la comblent.
Son mari la décontenance parfois. Pourquoi embellir ainsi ? Il a le chic pour s'enthousiasmer, faire le malin ! Elle n'est pas dupe. Prudente, un tantinet rabat-joie, elle modère ses élans. Ils apprennent à se connaître.

Yvon, lui, compte sur elle. Ils se complètent, passent pour un couple équilibré et vaillant. En compagnie, s'il se montre brillant, elle reste peu bavarde, discrète. On les félicite de leurs enfants bien élevés.

Yvon aurait-il préféré n'avoir que des garçons... ? Il s'accommode des filles avec ses principes plutôt spartiates en éducation, mais avec affection, surtout pour Benoîte, l'aînée.
Patron strict et passionné, il dirige son personnel avec autorité et l'intéresse à la marche de la ferme. En pionnier, il modernise et transforme l'exploitation. Des assolements étudiés, des essais pilotes de cultures, un outillage avancé, un élevage de bovins en pointe. Il investit sans crainte, emprunte... Louise qui tient la comptabilité, habituée aux traditions du Clos briard, tremble quand le facteur apporte les factures...

1932

Je joue beaucoup avec ma petite sœur Simone, fillette joufflue, exigeante et bruyante... mais elle est si drôle, nous fait rire ! Oi-oi ou moi, nous la gardons souvent.... maman est très occupée avec notre toute petite sœur Émilienne à qui parfois je donne le biberon. Elle est gracieuse, douce et prodigue de jolis sourires !

Papa et maman semblent garder leur gros chagrin, maman a sa figure triste et soupire de temps en temps. Il faut dire que cette petite Mimi a attrapé la coqueluche et pour elle c'est bien plus grave que pour nous, les grandes, qui l'avons eue à tour de rôle. Elle tousse énormément, papa et maman ont peur qu'elle ne guérisse pas. Elle a des quintes qui durent très longtemps.

Après le départ du petit Jamie, chaque dimanche, au sortir de la messe à Prémont où nous nous rendions à pied avec nos parents, s'ajouta la visite à 'notre petite tombe' au cimetière. Celui-ci était situé avant l'entrée du village, au bout d'un chemin qui prenait à gauche d'un bosquet de vieux tilleuls. Pour l'entretien de la tombe, nous prenions une petite binette et un râteau court que nous cachions à l'arrivée, au pied du plus gros tilleul, le temps de la messe.

La porte du cimetière couinait. Au fond de la grande allée qui traversait les pompeuses sépultures garnies et fleuries, à droite, le carré de terrain réservé aux enfants... Étroits rectangles entourés de petites barricades en bois rose et bleu ciel, avec des couronnes de perles colorées, garnies d'angelots voltigeurs avec des fleurettes artificielles, et la photo de l'enfant sous un verre grossissant. L'ensemble m'attirait, je pensais au ciel et j'étais aux anges.
Pour le petit Jamie, rien de tout cela, une simple pierre rectangulaire avec nos fleurs dans le vase, comme le voulaient papa et maman.

Février 1932

À Mareville, il y avait 'mon brigand'... Angoisses de ma vie de petite fille, j'allais avoir six ans. Durant le dîner familial en hiver, dans la grande salle à manger, les parents et leurs trois enfants attablés sous le lustre allumé. La soupe avalée, maman me disait de monter voir si le bébé dormait, escapade qui me terrifiait ! J'étais sûre qu'il m'attendait en haut, mon 'brigand', tapi dans le noir entre le placard et le mur du couloir. J'imaginais son visage hideux de bandit, le couteau de boucher dont il pointerait vers moi la lame souillée de sang.

Je me lève de table, ouvre la porte du couloir, la pousse sans la refermer tout-à-fait, pour voir clair sans allumer, tout en fermant les yeux pour me faire au noir. Je connais les lieux dans les moindres détails et fais sans bruit, il ne doit ni me voir ni m'entendre... Lui, mon brigand.
Sur la pointe des pieds, je monte l'escalier, tourne à droite pour dépasser sa cachette et enfiler le couloir. Ne pas me retourner, éviter le cliquetage des pavés descellés, ne pas tenir compte des tapements dans ma poitrine. Au fond du couloir, le cabinet de toilette avec à gauche, la lueur de la bienveillante veilleuse.
C'est la chambre, le berceau. Je me penche sur la douce respiration. Il dort, tout va bien. Je remets une bûche dans le 'mirus', attaque la seconde épreuve, la plus périlleuse. Ne rien cogner, réenfiler le noir du couloir, vite, sans réfléchir. Éviter le face à face. S'il m'attaque, je résiste. M'élancer... Dépasser la zone fatale, dégouliner l'escalier... Je suis presque arrivée !... Légère, hardie... fière ! Ouf... la porte noire tout en bas dessine le périmètre de clarté qui filtre de la salle à manger. Haletante, j'attends deux secondes... Je souris pour me couler à ma place dans le cercle familial resserré sous la lumière du lustre. Je tends mon assiette pour une louchée de purée. « Oui, maman, il dort. — Tu as remis du bois ? — Oui ». Je savoure ma purée.

1932

J'ai cinq ans et demi. Maman nous le dit souvent, nous allons avoir un petit frère. Mais quand ? Pas encore. Est-ce que ce serait un garçon ?... Nous n'avions plus de petit frère jusqu'ici ! Pourvu que ce soit un petit frère.

Lundi 1er octobre 1932.
Les vacances étaient terminées. C'était notre première rentrée scolaire. Classe chaque matin, sérieuse pour Benoîte qui avait six ans, moins pour moi qui n'en avais que cinq. Je tenais à suivre Oi-oi, je n'avais pas fini d'apprendre à lire.
Depuis lundi, maman était lourde et fatiguée. Malgré tout, dès neuf heures, elle entrait avec nous deux dans la 'salle des hommes' aménagée en classe, où nous attendaient les petits bureaux neufs.
Benoîte rangeait trois livres et deux cahiers dans le sien, et moi, dans le mien, ma méthode de lecture et mon cahier où je dessinais des jambages et des boucles.

C'est en fin de semaine que se passa ce qui suit.
Le vendredi, maman s'était reposée sur son lit l'après-midi, nous ne devions pas faire de bruit.

Le samedi matin, étonnement de nous réveiller si tard, il fait grand jour, pas de maman pour nous lever. Surprise !
Notre grand'mère Timé est là. Elle nous apprend qu'elle est venue tout de suite parce que notre papa l'a appelée après avoir, cette nuit, conduit notre maman dans une clinique à Rouen. Elle explique qu'il a fallu faire très vite. Notre petit frère est né.
En bas, il y a Héléna qui garde Simone et prépare le biberon d'Émilienne. Elle a gardé notre 'banania' au chaud au bout du fourneau et nous fait déjeuner dans la cuisine.
Une maison sans maman. Un nouveau petit frère qu'on ne voit pas. La mystérieuse clinique de maman. Tout ça renverse notre petit univers feutré.

1932, 1933 et 1934

Quand nous avions cinq ans, six ans, puis davantage, l'âge de commencer à bien marcher, s'il faisait beau vers deux heures, papa nous prenait avec lui, Benoîte et moi, pour son 'tour en plaine' à travers les terres labourées, hersées ou roulées selon les saisons, les étendues de blé mûr, d'avoine, de betteraves... On empruntait les lisières entre deux champs, les passages à ornières, les chemins creux. Papa fier de ses deux filles, sans nous le dire, et sans trop d'égards pour nos petites jambes.

En hiver, subitement, il s'arrête, se plie en deux vers le sol travaillé qui a été ensemencé. D'un coup sec et délié de son index, gratte un rien de terre meuble et dégage, retenu au grain nourricier, un germe blanchâtre terminé d'une minuscule pointe jaune pâle. Il se redresse. Au creux de sa large paume, une leçon de choses à ses deux filles, le grain de blé qui germe. Cela ne s'oublie pas !

J'entendais tout, je ne comprenais pas bien, mais devinais que nous n'étions pas riches bien que nos terres soient étendues.

Chaque samedi soir à la maison, juste avant le dîner, l'atmosphère se fait houleuse entre papa et maman. « Taisez-vous donc, les enfants ! » Je sais qu'il s'agit des 'comptes' dont papa se décharge sur maman et qui ne regardent pas les petites filles. C'est grave, il faut nous taire.

1934

En automne, les matins de fortes intempéries, on se réveillait avec un long bourdonnement saccadé venant de la grange. Je savourais la mélodie sourde. La machine à battre tournait... Je savais que la journée serait pleine d'effervescence et d'agitation, j'étais contente.
La pluie de la nuit qui n'avait pas cessé mobilisait les hommes et leurs épouses. Chacun sa tâche autour de la machine qui secouait les gerbes et pressait la paille.

Papa était partout, ses pinces en main avec la clé à molette, aux aguets de la moindre faille. À la récréation, Benoîte et moi, très excitées, nous courions voir. « Partez de là les gosses ! », criait-il par-dessus le mugissement.
Dans la grange, hissées en haut du tas de récoltes, avec leur fourche, les femmes passaient les gerbes sur le tapis roulant qui trépidait. Dans un mouvement vertical cadencé, un gigantesque bras d'acier, muni d'un hachoir acéré, s'élevait au-dessus de la machine pour descendre sectionner la paille pressée. Les bretons, Adrien et Armand, la tête et le dos préservés par un sac de jute faisaient les porte-faix, transportant à dos, l'un, les quintaux de blé, l'autre, les ballots de paille. À cinq heures, le grondement hoquetait... On avait arrêté la machine. Les courroies freinaient. Le bruit se faisait ronronnement pour finir en soupirs dégradés. La poussière tombait... La cour s'étalait, le silence prenait place.

Le lendemain, je la retrouvais notre cour, avec sa solitude et son air désolé. J'allais vers la grange où les poules qu'on venait de lâcher s'agglutinaient en se battant pour picorer les fuites de grain. À l'ordinaire, elles s'égayaient dans la cour et se cachaient dans les trous d'herbe. On ne pouvait rien faire avec elles. Si j'en approchais une, elle se sauvait en gloussant sottement. Dans notre ferme, nous n'avions ni chat, ni chien, ni lapins et les canards restaient sur la mare. Juste, dans l'écurie parfois, un vieux cheval, trop fatigué pour aller travailler, tournait lentement vers moi son œil globuleux.

Dans le lointain, clôturant la cour et plus vaste encore que la grange, le hangar. Lui aussi abritait abondance de récoltes et du matériel agricole. Je n'y restais jamais longtemps, je m'y sentais trop petite. À l'écart, en bordure du chemin, les fosses à pulpe, malodorantes l'été, mais bordées de plantain rugueux qui s'égrenait pour les oiseaux, et de fleurettes qui ne poussaient que là, les renouées, d'un carmin clair et les véroniques bleu vif qui se fermaient le soir. Maman aimait les fleurs jaunes, j'allais non loin de là, dans l'herbage des canards lui en cueillir une botte qu'elle installait dans le vase en étain de la salle-à-manger, c'était des boutons d'or.

En descendant, vers la route du village, deux bâtisses anciennes à colombages, typiquement normandes, la 'chartrie' et le 'magasin à engrais'.
La 'chartrie' était une halle carrée à piliers entre lesquels on rangeait chariots, charrettes et charretons. Nous y traînions souvent, Benoîte et moi. Elle était surmontée d'un étage à toit très pentu en ardoises, avec des chiens-assis. L'escalier branlant nous était interdit, mais nous avions vu qu'il débouchait sur une sellerie, une bourrellerie... et autres pièces inutilisées.
Le 'magasin à engrais', plus en bas, à angle droit avec la route, était surélevé au niveau de la plate-forme des chariots où se chargeaient et se déchargeaient les sacs d'engrais. C'était, certains jours, le domaine d'Émile et du vieux Joseph qui vidaient sur le sol les contenus des sacs pour des mélanges selon des doses précises. Quand ils étaient là

l'après-midi, mes leçons récitées, je filais les regarder travailler, maniant leurs larges pelles en acier luisant avec des mouvements cadencés sans hâte, précis et réguliers. L'acier tintait sur le sol cimenté. Les coloris pastel des engrais se mêlaient.

Automne 1935

Maman disait que j'étais sage et têtue, obstinément têtue, « têtue comme un âne », répétait papa en riant à qui voulait l'entendre ! Vous tentiez de corriger ma tête dure. La petite fille avisée vous tenait tête !

Un jour. Il est midi à la comtoise de la salle à manger, papa vient de rentrer et tu sers ton petit monde.

Ça y est, c'est comme hier, tu racontes à papa que tu es mécontente de moi. Aussi je n'attends pas pour glisser de mon tabouret, je préfère obéir d'avance. « Et file, dit papa, va derrière la porte du jardin ». Il ne crie pas, il a sa voix ferme un peu moqueuse. Hier, il avait dit : « Et file, va au petit coin ». Demain, ce sera : « Monte là-haut sur le palier ». J'ai l'habitude.

Je n'ai jamais compris en quoi on peut être têtu. Qu'est-ce que j'ai fait de mal pour que tu le dises à papa et que papa se fâche ? Désobéir, mentir, voler un bonbon par exemple, je savais que c'était mal, mais être têtue ?

Je serre la bouche et baisse les yeux, prends le petit banc sous la table à couture, le mets sous mon bras et, rapide, sans dire ni regarder, j'ouvre la porte et sors.

Je me souviens du magnifique soleil de ce jour-là. Le jardin, c'est à gauche. Je contourne les pavés de la citerne qui nous sont interdits. La porte en bois usée est à moitié ouverte, encadrée d'un buisson de chèvre-feuille fleuri. Je m'assois sur le petit banc, ça embaume. Le dessert, c'était une pomme et je n'aime pas les pommes.

Ma grande sœur et ma petite sœur sorties de table passent sans me parler et vont jouer au fond du jardin. J'attends et je ne fais rien.

Cette punition de papa n'était pas grave mais plutôt automatique. Ma sœur aînée souvent menteuse recevait des punitions plus sévères.

Il y a un platane à droite et je connais ses écorces. Je me glisse pour en ramasser par terre et en décoller du tronc. Je joue avec ces petites surfaces biscornues comme on joue avec des images. Au premier étage, tu ouvres la fenêtre. Tu couches le bébé pour la sieste. Je vois que tu me regardes et je ne te regarde pas. Plus tard, tu viens voir si les petits dorment et te penches à nouveau. « Tu ne t'ennuies pas Silou ? » Je réponds non, gentiment, sans te regarder. Mes sœurs repassent pour aller goûter. Le soleil n'est plus à la même place, il joue dans les petites feuilles de chèvrefeuille. Papa est sorti. Toi, tu me regardes une autre fois et encore plusieurs fois. Je te réponds toujours gentiment, quand tu me demandes si je ne m'ennuie pas.

Des choses du soir commencent à s'installer et ma sœur vient m'apporter mon gilet rouge. Elle le pose par terre. Je ne sens plus le soleil. Le chèvre-feuille s'assombrit,

j'ai rangé les écorces à côté du mur. Je ne m'ennuie pas mais c'est long. Tant pis.
« Tu n'as pas faim pour venir dîner ? », me cries-tu de la cuisine. Je te réponds non gentiment. J'ai mis mon gilet.

Puis les fenêtres du haut s'allument, je comprends que mes sœurs se couchent. Les choses de la cour sont devenues grises. D'habitude je suis couchée. J'ai un peu mal partout d'être toujours assise et je soupire. Soudain tu sors de la maison droit vers moi, me prends par la main : « Il est quand même temps que tu montes te coucher ». Tu as l'air mécontent. Je me déshabille dans le noir et me glisse dans les draps.
Je n'ai pas eu à dire au revoir, ni à papa, ni à toi... Ouf !... Oui, mais demain, comment ferai-je ?

1935

C'est l'automne. Le matin, 'la classe' avec maman. L'après-midi, en plaine avec papa. Fortes images, austères souvenirs... les terres du Vexin.
Dès qu'on est sorti du village, la plaine ennuyeuse d'où l'on voit pointer de partout et de très loin, comme un phare bienveillant, par de-là le ciel et les nuages, le sapin de la ferme.
Devant nous deux, papa, très grand, souple et à l'aise. Il marche, il arpente. Il ne s'arrête pas. On suit. C'est long et n'en finit pas. Mes bottes s'engluent dans les mottes humides fraîchement retournées. Oi-oi marche allégrement, j'ai du mal à avancer, je voudrais pleurer, mais cela ne servirait à rien !
Parfois un herbage à traverser. Papa passe ses grandes jambes au-dessus du fil de fer barbelé. Nous nous accroupissons pour passer dessous. Les tiges d'herbes pleines de rosée mouillent les genoux et le bas de notre gros manteau.

À Mareville, nous n'avions pas notre mot à dire, ni de commentaire à faire. Nous devions être sages et obéissantes. Papa nous disait qu'il fallait 'filer doux', et sans rechigner. Il disait cela 'militairement' ! C'était son humour, il ne nous effrayait pas, nous 'obtempérions'.

1935-1938

Comme plusieurs cultivateurs autour de lui, papa aimait le 'Cheval'. Il lui prit de discuter pour un très bas prix l'achat d'une petite jument pur-sang, 'Sultane', une haridelle qui croupissait, affaiblie par manque de soins et mauvais traitements. Il la ramena à la ferme pour la retaper, un défi qui dura un an. Elle était devenue superbe. Eut-il ensuite quelques rentrées d'argent pour acquérir un beau pur-sang, le monter et l'entraîner, puis un second plus jeune pour le dresser ? Oui.

La ferme de Mareville prit alors un nouveau visage. Dans la cour, on s'habitua au manège improvisé sur l'étendue herbue devant la maison. Yvon y faisait tourner en rond, l'un après l'autre, chacun de ses purs-sangs. Ses tours en plaine se firent à cheval, très élégamment. Des camarades passaient parler cheval à la maison. Nous les enfants, nous ouvrions grand les yeux et les oreilles. Maman comprenait la passion de son grand mari, sans la partager vraiment, car elle ne lui simplifiait pas la vie.

À la belle saison, la 'Société Hippique' du Vexin dont Yvon, membre actif et 'gentleman-ridder' organise des Courses.
Les dimanches après-midi emplissent la 'familiale' qui tire le van où le cheval piaffe, nous partons tous aux Courses où papa 'doit courir'.
Au programme, dix à douze courses successives avec vingt minutes d'intervalle. Papa est inscrit dans l'une des dernières. Au fur et à mesure que le temps passe tandis que maman garde les petits, elle a davantage peur pour lui, et ne vit plus dès que la cloche sonne le départ de la course.
Benoîte m'entraîne dans ses cavalcades, du 'pesage' où chaque jockey présente sa monture, à la 'pelouse' colorée, piétinée par tout un monde endimanché, puis aux tribunes bringuebalantes et houleuses d'où l'on suit l'intrépide peloton qui s'échappe pour revenir et faire plus vite encore sous les applaudissements. Les chevaux rentrent alors au 'pesage', bavant et soufflant bruyamment des naseaux. Une épaisse écume blanchit leurs 'robes' brillantes de sueur que les jockeys fourbus, à la culotte blanche maculée de boue, épongent, lavent et protègent d'une couverture.

Quand elle eut neuf ans, papa fit monter Benoîte. Elle apprit très vite avec le plus doux des deux purs-sangs. Elle était naturellement sans peur ni crainte, et quelle n'était pas sa fierté ?

On parla d'essayer avec Silou... Non, elle n'avait pas envie... On l'aide à monter, on verra bien...

J'enfile les bottes en cuir et la grande culotte de Benoîte. Papa me hisse ! Si haut perchée... l'effroi ! Je me laisse glisser, puis couler lentement... lentement jusqu'en bas, très bas ! pour courir à la maison me consoler à côté de maman qui coud près de la huche à couture dans la salle à manger.
Le soir, papa me traite de 'poule mouillée', son terme à lui, sans être en colère. Je m'en tire assez bien.

Printemps 1936

Madame Dubois habitait Le Mesnil, une grande ferme proche. Maman rencontrait parfois madame Dubois au marché de Portuaire et aux sorties de messe à Prémont. Ce jour-là justement, elle invita maman avec 'ses deux grandes filles' qui joueraient avec sa fille Annie. Grande joie pour nous qui n'allions jamais chez les gens de notre voisinage.
Après le délicieux goûter, Annie qui était de l'âge de Benoîte, nous fit monter dans sa chambre pleine de jouets. Émerveillées, nous nous sommes mises à jouer de tout.
Que se passa-t-il entre Benoîte et Annie ? Une histoire de poupée qu'elles se disputèrent, Annie tirait la tête, Benoîte les jambes, la poupée se cassa, les filles en vinrent aux mains, Benoîte gifla Annie... qui déboula l'escalier le dire à sa mère en pleurant.
Ah ! ma pauvre maman qui n'en croyait ni ses yeux ni ses oreilles ! La honte pour elle ! Une fille pareille ! Annie continuait de hurler, maman me dit d'aller chercher Benoîte.

Échevelée, elle se défend, tergiverse, accuse Annie. Maman ne cesse de s'excuser auprès de madame Dubois qui, (je le vois bien) soutient plutôt sa fille. « ... elle n'en fait jamais d'autre madame ! Excusez-nous, elle sera punie. Je suis désolée, nous partons ! », dit maman, les larmes aux yeux.

Oh ! la colère de maman qui souffrait, et la gêne de Benoîte qui se faisait penaude... et qui serait encore une fois punie.
C'est peut-être ce jour-là que l'idée de nous mettre en pension a germé dans la tête de maman.

1936, fin de l'été

Un dimanche soir, nous revenions d'une promenade en auto, un papier glissé sous la porte de la cuisine. « Pauline Leclerc décédée dans l'après-midi ».
« Ah ! mes petites filles, dit maman, c'est Pauline, elle est morte. Notre vieille Pauline ! » et sans attendre elle ajoute : « ... remontez dans l'auto, nous partons la voir. Elle sera dans son lit ».

Nous ne connaissions pas la maison de Pauline tout au bout du village, mais en auto, nous passions parfois devant la petite sente qui y menait, nous savions que c'était là. Une maison petite et basse, en briques, sans fantaisie avec un toit d'ardoises. Une porte d'entrée pleine en bois. Une des deux fenêtres avait les volets tirés.
Maman frappa et entra la première, nous derrière. On nous ouvrit à droite, c'était très sombre d'autant plus que nous venions du soleil. Une bougie allumée sur la table de nuit éclairait le grand drap blanc. Dépassait le profil d'un visage lisse et cireux, les yeux fermés, un grand nez mince. Un bandage ovale passait sous le menton et cachait les cheveux blancs. C'était Pauline mais je ne reconnaissais pas que c'était elle, ce n'était pas son visage, je n'avais jamais vu son visage comme ça... peut-être parce qu'il ne m'arrivait pas de voir une grande personne au lit. Chez nous, les enfants n'allaient pas dans la chambre à coucher des parents.

Rien n'était triste. Maman nous a fait réciter une prière. C'était bon d'être là, comme un bienfait.

Fin 1936

Quand c'était le temps de jouer, je m'occupais seule et faisais des tours de vélo dans la cour de ferme... des tours à n'en plus finir. Je pensais : « Si je mourais, un accident par exemple..., ils se rendraient compte du travail que je fais à la maison... Qui le ferait ? Ils comprendraient... Je m'imaginais morte et voyais mon enterrement... la famille navrée... les pleurs, les mouchoirs... Eh ! oui... le départ de Silou qui était si utile à la maisonnée, efficace, silencieuse, prête à rendre service ! ».

Quelques mois auparavant, plus jeune, dans les rues de Portuaire, le dimanche matin après la messe, j'observais quand on les rencontrait les petits gars des 'Enfants de Troupe'. En rangs serrés, emmitouflés dans leur rugueuse houppelande sombre, tapant le pavé de leurs galoches.
Je me disais : « Eux au moins, n'ont pas des parents sans cesse à leur trousse ! C'est triste s'ils n'ont ni famille ni parents, mais ils ont la paix ! »... Je les imaginais heureux, dans leur internat où ça devait être bien avec leurs copains, leurs jeux tous ensemble ! À condition d'obéir et d'exécuter correctement ce qu'ils avaient à faire, personne sur le dos ! La tranquillité ! J'enviais leur indépendance et leur liberté que je pensais ne pas avoir à la maison ! ».

Vacances de Pâques 1937

J'avais dix ans et je changeais... j'étais mal à l'aise avec les autres et me semblais bizarre à moi-même !
Les autres !..., mes sœurs m'agaçaient. Benoîte prenait ses 'grands airs', Simone voulait qu'on joue avec elle... Notre petit Rico de frère était encore petit. En revanche, Émilienne, ma mignonne... venait me prendre par la main, Héléna m'aimait bien, Joséphine aussi notre 'laveuse', mais elle ne venait plus qu'un jour par semaine.

Parce que cela m'était devenu insupportable de répondre aux questions des grandes personnes, j'avais décidé de ne plus parler ! En effet, lorsque papa ou maman m'interrogeaient — il n'y avait qu'eux pour le faire — je sentais comme une bête griffue qui m'agrippait, ma gorge se serrait, ma poitrine gonflait et je sentais mes yeux se remplir de larmes. « Tu n'as pas besoin de pleurer, ça n'en vaut pas la peine, réponds-moi seulement ! », disait maman. Et papa s'il était là, de rajouter : « T'es un peu bête ma fille ! », ce qui doublait mes larmes. Quant à Benoîte : « Ben ! qu'est-ce qui te prend ? T'es muette ? », en haussant les épaules.
Malheureuse et bouffie, je décampais m'isoler.
Je passais de mauvaises nuits, appréhendant le réveil parce qu'il faudrait dire bonjour et affronter le petit déjeuner... Heureusement, il y avait la classe, mes livres et mon cahier que j'aimais, les leçons que je récitais par cœur et sans faute. « ... très bien ! », disait maman en me rendant le livre.

Avril 1937

En avril, maman nous parla du Pensionnat Notre-Dame à Gilape, petite ville à trente kilomètres. « Mes grandes filles, disait-elle, vous serez pensionnaires à la rentrée »... Heureuse et craintive, je me triturais la tête pour me représenter la vie de pensionnaire. Benoîte semblait contente. Maman nous présenta à la directrice, je vis ma future classe aux murs vert tendre où plus tard j'adorerais ma maîtresse. Au retour dans l'auto, nous étions heureuses. je pensais que nos parents avaient raison.
J'étais contente d'aller au pensionnat à la rentrée. Contente ? ... ! Je ne cessais de penser au nouveau 'petit frère' que maman attendait pour quand ce serait l'été.

Mai 1937

Maman traînait son gros ventre, je la trouvais laide et gonflée, ce qui ajoutait à ma mauvaise humeur.
Fin mai, elle cessa de nous faire la classe. Nos grands-parents prirent chez eux Émilienne et Simone, Benoîte et moi, nous allâmes chez nos marraines respectives. Le 7 juin, papa la conduisit à la clinique accoucher, non pas du gros garçon espéré, mais de deux petites jumelles qui, tête-bêche se partageront le joli berceau.
Les petites avaient trois semaines quand nous fîmes leur connaissance. C'était mignon-mignon ces deux bébés. Benoîte serait la petite mère de Martine et moi de Monique. Bonheur ! Dans la chambre, papa regardait ses nouvelles-nées avec grande émotion.

Il retrouva ses amis politiques :
« Alors, Gabecar,... Il est là le gros garçon ?
— ... deux filles !... » annonça-t-il, faisant la moue en feignant la déception.

Fin juin, maman téléphona au Pensionnat Notre-Dame pour confirmer nos inscriptions pour la rentrée d'octobre.

Le 7 mai 1937

Ce qui suit arriva le 7 mai matin. Je venais d'avoir dix ans. Le printemps se faisait anormalement glacial.
Au réveil, on entendait par intervalles quelques lugubres craquements proches de la maison. Ouvrant les rideaux... ce fut l'étrange découverte d'un épais manteau de neige.
Face à la maison, notre célèbre marronnier rouge, énorme, vieux de trois cents ans, disait-on, hier encore en pleine floraison d'un rouge rosé... se dépeçait. Il perdait, l'une après l'autre à partir du tronc ses colossales branches abondamment feuillues et fleuries, alourdies par la masse de neige.

Par la fenêtre de la chambre, Benoîte et moi regardions l'arbre blessé, ses membres abattus épars sur la neige avec le vert vivace des ramures enchevêtrées. Debout, à distance, emmitouflé comme en plein hiver, il y a mon père. Immobile dans la neige qui continue de tomber indifférente et silencieuse, il regarde, hochant la tête. Il ne peut rien pour le géant blessé. Je le vois rentrer à la maison, tête basse, les épaules courbées, comme désarmé, vaincu. Les branches continuent de craquer, provoquant de nouvelles plaies.
On ne répare pas un arbre cassé. Je me dis : « Pauvre papa, même lui, ne peut rien faire, il en est très malheureux ! L'arbre est mutilé pour toujours ! ». J'ai pitié... de l'arbre, de mon père, de nous tous.

J'ai gardé cette image de la neige et de l'arbre défiguré... avec papa qui regardait. Impuissant.
Ainsi papa n'était pas le plus fort, il était faillible, il pouvait ne pas avoir raison sur tout. Ma découverte !

Août 1937

Mareville encore. Des images nettes et colorées. Ce sont les vacances. On joue, on s'occupe. Nos petites sœurs jumelles viennent d'avoir deux mois. Parfois, tu nous appelles pour monter donner les biberons. Chacune la sienne, Benoîte a Martine et moi, Monique. Nous sommes les deux 'petites mères'. Tu as dit l'autre jour que je m'y prenais mieux que Benoîte. J'ai rougi.

À dix ans, j'avais des malices de gourmandises sucrées que tu n'as jamais sues, n'aurais jamais imaginées. Il est vrai que tu aimais me croire parfaite, à part mon 'mauvais caractère'.
Tu ne sauras jamais l'histoire du lait condensé, sucré, Nestlé.
Benoîte est partie avec papa, Hélèna est au jardin avec les petits, tu es 'en haut' avec les bébés, nul se préoccupe de moi, c'est le moment !

Je pousse sans bruit la porte de l'office, glisse le verrou du garde-manger. Tout au fond, posée sur l'assiette, la petite boîte cylindrique un peu gluante percée de deux trous par l'ouvre-boîte brutal. Je m'en empare, la retourne en jetant la tête en arrière, arrondissant les lèvres sur le plus grand des deux trous. Longuement, j'aspire le liquide onctueux qui s'écoule avec lenteur, je savoure et sirote, c'est frais, sucré, doux, épais, j'avale par petites gorgées... Il me reste un goût exquis de noisette.
Ce larcin gourmand durera le temps des vacances.

Vacances de Noël 1937

De fonction à la cuisine ce soir-là, j'avais hélas ! laisser brûler les pommes de terre sautées et baissais le nez quand j'apportai le plat « C'est du charbon », dit papa.« C'était bien la peine », dit maman. Papa cria après maman, maman cria après moi... J'étais honteuse, maman resta froide et pincée.

J'étais surtout mécontente que maman soutienne la colère de papa. Je m'enfermai dans ma bouderie qui continua le lendemain et le jour d'après. Je restais dehors, appuyée contre le mur de la maison, entre les deux bicyclettes, sans rien faire. Maman passa me regarder : « Alors Silou, tu vas t'arrêter de faire la tête ? ». Je ne pouvais soutenir son regard et j'ai baissé les yeux en papillotant parce que mon œil droit commençait à piquer et ma gorge se serrer...

« Allez, viens mettre le couvert... ! », continua-t-elle d'un ton normal et sans colère. Maman avait été gentille et n'avait rien dit sur ma 'tête de martyre' ! Moi, contente d'être délivrée et d'avoir quelque chose à faire.

Époque de ma vie où je me sens malheureuse et incomprise, au bord des larmes pour le moindre reproche. Maman... toujours maman ... ne cesse de me dire que je suis jalouse et qu'il faut me corriger de ce 'vilain défaut' ! Est-ce vrai ? Que faire ? Qu'on me laisse... Qu'on me laisse seule et en retrait des autres... triturer et remâcher dans ma tête le méli-mélo des sentiments contraires qui m'envahissent. Benoîte a pour elle sa pétulance, on la remarque, brillante, elle plaît. Elle m'éclipse. Moi aussi, je voudrais être regardée...

1937-1938

Au Pensionnat de Gilape, tout m'était nouveau, tout me plaisait. En classe, je travaillais bien et savais faire mes devoirs. J'avais des compagnes et des amies, particulièrement celle qui s'appelait Madeleine. Finies mes larmes prêtes à couler et ma gorge nouée. De cette année scolaire, je ne garde que de bons souvenirs.
Durant les vacances qui suivirent, on parlait de la guerre qui se préparait. Nos parents nous annonçaient en plus que nous allions quitter notre ferme de Mareville pour habiter une autre ferme. Il nous faudrait déménager...
'Déménager'... le grand mot. Nous posions des questions et maman nous expliquait que la guerre serait peut-être déclarée et qu'on ne pouvait trop dire comment les choses se passeraient. Ce qui était sûr, c'est que Gilape ne durerait pas et que, quittant la région, nous allions changer de pension. Nous pourrions être internes à Paris dans un grand établissement privé secondaire pour filles dont elle connaissait la directrice.
J'étais triste, j'avais peur et tout cela m'ennuyait beaucoup.

1938

Ce n'était plus un rêve ! Yvon, assuré d'avoir les crédits nécessaires pour l'achat de Lessartée, réaliserait sa vocation... Lessartée, grande ferme dans le Soissonnais, serait notre nouvelle vie.
Lessartée, commune de Fruitière, Aisne.

Hélas ! L'avenir justifierait l'angoisse des Français, inquiets des soubresauts de la politique européenne, des annexions successives du Reich, de la montée du Führer.

Fin septembre 1938, la nouvelle rentrée se prépare

Comme convenu, Benoîte et moi, nous avions dit adieu à notre bon pensionnat de Gilape. Notre vie s'orientait différemment puisque maman nous avait inscrites à l'internat parisien qui nous mènerait au baccalauréat.
Nos études étaient assurées mais les événement de la France et les changements à venir me tourbillonnaient en tête et m'inquiétaient.
Il fut décidé que papa, dès les premières signatures concernant l'acquisition du nouveau domaine partirait souvent à Fruitière pour déjà débroussailler et transformer en prairies les terres non cultivables de Lessartée. C'était loin, mais il reviendrait préparer le déménagement.
Maman, à Mareville, continuerait de faire la classe à Émilienne et Simone en finissant d'apprendre à lire et à écrire à Éric. Certes, elle se tourmentait de nous tous, traçait au mieux la vie de chacun malgré l'avenir incertain. Dans l'air une lourde inquiétude. À la T.S.F., les hurlements prolongés des foules allemandes applaudissant Hitler.
La rentrée se fit.

Papa nous conduisit Benoîte et moi à Paris en auto, intégrer l'internat, le 30 septembre soir, et le 1er octobre, nos cours commencèrent. Les petites campagnardes que nous étions ne paniquèrent pas et s'adaptèrent. Nous sortions le dimanche chez nos grands-parents parisiens. Nous avions de bonnes notes, tout allait bien. Maman nous écrivait de longues lettres.

L'avenir de nos études est-il assuré ? Pas certain, aux grandes vacances qui suivent, la directrice, anticipant la débâcle et les bouleversements probables, transfère l'internat en Bretagne.
À maman de réfléchir : « Eh ! bien..., mes petites filles, vous suivrez votre école en Bretagne ». La Bretagne, c'est Dinard. Nous allions connaître une belle région et voir la mer.

Août 1939. Nous étions encore à Mareville, rien n'était simple pour nos parents qui paraissaient soucieux bien que maman nous répétait de temps en temps son adage connu : « À chaque jour suffit sa peine ! mes petits ! ».
Il n'était question que de déménagements, ceux de la ferme en premier, celui de la maison plus tard. Tout devait être enlevé le 31 décembre, fin de bail. Le fils de notre propriétaire prenait notre place.
Tu ne commentais pas maman, tu t'organisais en conséquence. Je me souviens de ton visage de lutte. Papa ouvrait la T.S.F. pour écouter gravement. Il disait que les nouvelles étaient alarmantes et qu'on aurait la guerre. Il fallait se presser pour Lessartée.
Le 3 septembre 1939, la France déclarait la guerre à l'Allemagne après l'invasion de la Pologne.
Le 25 septembre 1939, une 'tuile' terrible tomba sur la tête de nos parents, la parution d'un décret officiel concernant 'la vente des fermes et domaines' : « ... seules les terres cultivables et les herbages passent en possession du nouveau propriétaire. Les résidents des locaux d'habitation gardent droit de demeure... ». C'était en raison des hostilités.
Cela signifiait que la famille ne pourrait occuper la maison d'habitation de Lessartée. Papa tenta des démarches, rien n'y fit ! « Nous sommes à la rue avec notre famille », disait maman qui, en secret, suppliait le ciel.
Le 15 novembre, notre grand'oncle Paul nous vint en aide. Il avait pour nous ce que papa cherchait en vain, une maison provisoire, 'ma maison cubique', avait-il dit au téléphone, venez me voir ».

Le 28 septembre 1939

Je me souviens de ce lundi après-midi où papa devait nous mettre, Benoîte et moi, dans le train de Paris, à l'arrivée duquel nous attendrait la maîtresse d'internat pour nous conduire en Bretagne.
C'était mon dernier jour à Mareville, je savais que je n'y reviendrais plus et je voulais faire ce qu'il y a faire quand quelque chose finit pour toujours !
Le déjeuner terminé, je pris Monique dans mes bras, celle des jumelles dont j'étais 'la petite mère'. Elle était gentillette au possible, pesante dans mes bras pour ses deux ans et ne comprenait pas pourquoi je la portais. je la voulais avec moi pour ce périple, mon adieu à la cour de ferme.

Avec elle, je passai dans les étables vides, à l'écurie où le brave cheval qui n'avait rien à faire tourna vers nous son regard interrogateur. J'allai jusqu'au hangar du fond qui sentait bon le blé séché, vis en passant mes chères renouées persicaires au bord de la fosse à pulpe, évitai les flaques de purin des ornières à l'entrée de la grange vide qui résonnait. J'ai posé Monique à terre pour lui faire passer la barrière et nous sommes entrées dans l'herbage de la mare aux canards. Les arbres étaient sombres dans le contre-jour, l'herbe très haute caressait les genoux de la petite qui riait, les arbustes de la haie préparaient leurs couleurs d'automne. Soudain la voix de maman me criait que papa allait partir et que je devais me presser !
Alors j'ai fait courir ma petite Monique en lui tenant la main. Elle riait la coquine ! C'était fini. Près de l'auto, il y avait Benoîte, nos deux valises et nos deux cartables. Je ne sais pas ce que pensait Benoîte, elle ne disait rien... La voiture a démarré.

La 'maison cubique'
1939-1941

C'est en Seine-et-Marne, au sortir d'un bourg rural pittoresque bordé d'une rivière vacancière, une solide maison de pierres blanches, de plan rigoureusement carré, construite largement sur un terrain entouré de murs et cultivé à l'arrière en potager. Deux étages. De petites pièces avec un aménagement de fin de siècle vieillot dont la fragilité nous change du rustique spacieux de Mareville.

« 'La maison cubique', maman, en Seine-et-Marne ?
— Non ! je ne m'en souviens pas ».

1939-1943

Dès le début des hostilités, la maison de Villers-sur-Morin hébergea notre mère et ses cinq jeunes enfants. « Il va falloir te débrouiller toute seule avec les enfants ma petite femme, lui avait dit papa, j'ai tellement à faire là-bas. Je te laisse la 'familiale', le plein d'essence est fait, range les clés, si un jour il vous faut partir, tu partiras... ». Les temps s'avéraient difficiles, papa mobilisé, puis réquisitionné. La vie sans papa pesait durement, mais maman n'était pas la seule à souffrir hélas !

À la fin du printemps 1940, ce fut l'inexorable avancée allemande provoquant la peur et les exodes sur les routes de France. Par tous les moyens, les gens partaient, y compris ceux de Villers-sur-Morin. Seule à décider, elle dût s'y résoudre... un matin de très bonne heure entassa dans la 'familiale' les cinq petits avec provisions, couvertures et baluchons... 'à Dieu vat'... sur les routes vers la Loire, courageuse et forte... elle suivit les défilés des fugitifs.
Le courrier postal ne marchait plus... C'est plus tard que nous saurions que ce petit monde avait couché dans la paille puis gagné Vézelay où ils investirent une demeure non encore pillée. Puis ce fut l'Armistice.
Ils rentrèrent sains et saufs... Oh ! merci mon Dieu !

À la 'maison cubique', sans papa la vie se poursuivrait.

Mon premier Allemand, ce fut à Dinard notre cité bretonne, devant moi, remontant la grand'rue nonchalamment, Benoîte me l'a montré du doigt, j'ai tressailli... ! il n'était qu'un soldat ordinaire, à part la couleur verdâtre de l'uniforme.

Dès lors, des soldats allemands, j'en vis partout, dans les moindres campagnes, les villes, Paris ! Notre très sombre Paris occupé, soumis aux alertes, à la défense passive, aux bombardements !

Chaque jour, les grandes avenues se vidaient pour les défilés militaires, rectangles parfaits de pantins, au 'pas de l'oie' tintant bruyamment sur le macadam, ajustant leurs voix triomphantes pour leurs hymnes nationaux. Des passants se détournaient.

Les gradés fréquentaient les cafés et restaurants les plus chics, les magasins renommés... avec arrogance ! Le mépris de l'Occupant !
Paris souffrait de la faim et du froid. Des queues interminables pour un rien de nourriture. Des boutiques vides.

1941

Je venais d'avoir treize ans. Benoîte et moi étions revenues de Bretagne pour passer les vacances de Pâques en famille. Maman demeurait avec les cinq plus jeunes. Papa travaillait à Lessartée. Il allait venir deux jours. La voiture, remisée faute d'essence, il prendrait la route en vélo... (soixante-dix kilomètres !).
Le printemps éclatait dans le potager de cette accueillante maison, comme indifférent au désarroi de la France occupée. Le prunier était en fleurs.
Nos frères et sœurs semblaient heureux. Maman disait bien qu'elle avait du mal avec Éric et cachait ses tourments mais j'étais émue de la retrouver, je la voyais autrement depuis que je ne vivais plus avec elle.
La personne de maman... ? Cette maman ni banale ni ordinaire, comparable à nulle autre pour nous ses enfants qui avions vécu à demeure sous son constant regard... ? Qui aurait pu nous apprendre à remarquer sa jolie prestance et sa belle allure ? Ce que je découvrirais plus tard, à partir du jour, peut-être, où notre vieille grand'tante, sa propre tante que j'aimais bien, alors que je lui confiais mes griefs concernant les exigences maternelles, me raisonna : « Mais tu as une mère en or, mon petit ! et ne sais pas le reconnaître ! Vous... les enfants, comme si vous reprochiez à vos parents de vous aimer ! » J'entendais aussi mon grand-oncle, son oncle, dire à qui voulait l'entendre : « ... Louise est une très belle femme, mon neveu a su la choisir ! ».
J'avais donc, sans le savoir, une jolie maman que je me mis à regarder !

Elle est grande et robuste, très brune. Une belle carrure, un maintien droit, une mine de santé, un air de noblesse réservée.
De face, son visage est d'un modelé sculptural ! Des pommettes légèrement saillantes, des maxillaires joliment arqués, un nez important coquin et malicieux, un menton volontaire, des orbites profondes sous de longs sourcils et des yeux noirs superbes.
Son profil, d'une grâce toute féminine avec le frisottement osé de quelques petites mèches rebelles depuis la tempe délicate, vers la nuque jusqu'au décolleté de l'épaule. Ce que papa préfère de son visage.
D'un naturel sans fard, maman aime la sobriété et se maquille rarement, juste un soupçon de poudre quand elle a le temps. Elle déteste le clinquant, les bijoux ne l'intéressent que pour faire plaisir à ceux qui les lui ont offerts.
Aux temps de l'Après-Guerre, son visage ridé, fatigué et las reflétera durement sa force de caractère et son regard, vite accusateur, trahira ses inquiétudes et ses mécontentements. Ce regard, je le supporterai mal.
La pénurie se prolongeant, elle gardera longtemps ses vêtements usagés, sans jamais négliger sa tenue. Elle soignera ses habits, et les nôtres, sans relâche occupée à entretenir et raccommoder. « Je ravaude ! », dira-t-elle, de longues heures assise près de sa huche à couture.

Vacances de Noël 1941

La famille au complet pour la première fois se retrouve à la ‘maison cubique’. Papa repart le lendemain à Lessartée. Il fait très froid.

Le 28 décembre, en fin d’après-midi, la nuit est déjà noire et les rideaux tirés scrupuleusement comme l’exige la Défense Passive. Nous sommes tous dans la salle. Coup de sonnette brutal ! Simone se précipite et réapparaît toute pâle : « C’est deux ‘boches’... », chuchote-t-elle. Maman se lève d’un bond, « Oh ! la la... j’espère que c’est bien fermé partout ! ». Les deux allemands sont dans le couloir : « Ma-ttame, crie le premier, lou...miè-è-re chez vous ! ...pouni-tion ! Capout... capout... Convo-ca-tion Kommm-man-dan-tour Ma-ttame ! ».
Éric descend justement l’escalier en sautillant. Effectivement, c’est lui, l’étourdi, parti boire dans le cabinet de toilette dont il n’a pas tiré le rideau ! Maman, tu ne montres pas ton désarroi, tu restes forte, stoïque. Les deux allemands s’en vont claquant les pieds.

Le lendemain matin, le facteur demande madame Gabecar pour lui remettre en mains propres une convocation à la Kommandatur de Meaux. Tu ne bronches pas, dormiras peu cette nuit-là, te lèves très tôt, embrasses chaque enfant dans son lit, attrapes le train de six heures pour Meaux.
Nous restons seuls tous les sept. on ne se parle pas, le temps semble long... personne ne fait de bêtises, pas même Éric. Benoîte nous réunit et dans son rôle d’aînée nous fait réciter le chapelet. La nuit tombe. Tous les rideaux sont parfaitement tirés. Maman n’est toujours pas là.
Soudain le cliquement de la grille... C’est toi maman !

Lessartée
1941-1957

S'établir à Lessartée sous l'Occupation, se mettre à en exploiter les terres seraient la gageure d'une lutte lancinante ! Les complications administratives et les simples nécessités du quotidien causeraient des problèmes et des inquiétudes à n'en plus finir. Nos parents vécurent de durs moments.

En sortant de la commune de Fruitière par une étroite route vicinale sinueuse et bossuée, au détour de la descente d'un petit bois, en contre-haut des arbres, un mur d'enceinte éboulé par endroits et les toits mal entretenus du corps de ferme. La route se poursuit en un chemin à travers la plaine du plateau.
En plus des terres cultivées, incluses dans le domaine, des garennes et des landes vallonnées, puis des marais avec des roseaux, et les sources de plusieurs rus rieurs.

« Lessartée, maman, tu t'en souviens... c'était l'Occupation, les Allemands partout...
— Je ne sais pas ce que tu me racontes-là ! ».

1942

Depuis des semaines, maman devait quitter la maison cubique avec Émilienne, Éric et les jumelles pour rejoindre papa à Lessartée. À Paris, nous étions trois pensionnaires, Simone nous avait rejointes et suivait la classe de 6e. Maman nous écrivait et sa dernière lettre nous avait fait bondir de joie : « Les clés de Lessartée sont aux mains de votre papa, écrivait-elle, nous sommes maintenant chez nous, ça nous semble bon. Les petits sont heureux. Nous avons beaucoup de tracasseries, mais nous arrivons à nos fins. Dieu soit loué ! ». Elle continuait : « Cette période d'Occupation éprouve durement le peuple français, mais vous, nos enfants, sachez que vous êtes privilégiées de pouvoir poursuivre de bonnes études. Travaillez de votre mieux ».

Certes, comme tout le monde, nous subissons les contraintes, la pénurie et les rationnements, mais nos assiettes de pensionnaires sont bien remplies et les rutabagas servis à volonté. En classe, on nous distribue des biscuits vitaminés. Nos chaussures prennent l'eau et nos vêtements râpés ne grandissent pas avec nous, mais nous ne sommes pas malheureuses !

Maman allait entreprendre des escapades inimaginables pour venir nous voir chaque mois à la pension, mais aux vacances scolaires, à nous de braver les trains sans horaires et de nous contenter de vélos épuisés. La campagne était moins restreinte en alimentation que la ville : « Un jambon pend à la poutre, écrivait-elle, il y a du lard salé dans un baril, des bûches dans la cheminée ! Je veille au potager et au poulailler... Vous verrez, mes petites, on fait du pain nous-mêmes, et le beurre, des gâteaux, et aussi du savon ! La Toussaint est proche, vous allez venir, papa ira vous prendre à la gare avec le cheval et la petite voiture. Je prépare vos chambres, on vous attend ! ».

1942 Noël

Nos campagnes françaises souffraient du manque de main-d'œuvre à cause de l'absence forcée d'un grand nombre d'hommes (prisonniers de guerre, réquisitionnés du S.T.O., disparus, évadés...). Pour y remédier, un peu partout, on embauchait des soldats allemands 'occupants' désœuvrés. On les appelait 'fridolins', 'verts de gris', 'fritz', 'frisés' !
Papa qui parlait allemand, était allé à la Kommandantur engager quatre volontaires qui soigneraient le bétail. « Ils n'ont pas le feu sacré... disait-il, mais je n'ai personne d'autre ».

Pour les vacances de Noël à Lessartée cette fois, la famille était au complet. Papa et maman décidèrent que nous irions tous à pied à la Messe de Minuit de Fruitière. Chacun se couvrit chaudement, papa sortit de l'armoire son long pardessus. C'était une nuit de lune, la terre était gelée, avec des restes de neige.

Les petites donnent la main, nos pas résonnent... C'est dans la remontée de la route au ras du petit bois qu'il nous semble soudain entendre à l'arrière de l'éperon de Lessartée, très au loin, une douce rumeur de chants... des chants de Noël. On s'arrête prêter l'oreille. « On dirait des anges... », dit Simone. « Non, les fritz », dit papa.
Les voix mâles se font plus proches, graves et timbrées, rythmées sur le tapement des bottes. Il fait sombre, mais dans la descente en face, on devine le groupe d'hommes qui dévalent pour aborder le tournant et déjà nous rattrape chantant à tue-tête.

Interdits, le cœur battant, nous les laissons passer. Ils ont le regard fixé en avant, le menton relevé, l'œil en coulisse... Grandiose, le choral à quatre voix remplit la nuit, couvre la vallée, le village et les lointains. Pour nous, pour eux, l'émotion d'un tel moment !

Je n'avais eu ni préférence, ni choix ! Les quatre années 'd'après-guerre', je les vécus avec mes parents, partageant leur solitude, et les tracas de leur labeur dans le silence des larges plaines du Soissonnais.
Mes parents ? Un mystère, une énigme, pour mes dix-sept ans.
Après sept ans d'internat loin d'eux, il me semblait mal les connaître. M'avaient-ils seulement vue devenir adolescente ? Ils m'intimidaient, j'étais mal à l'aise, je me taisais à table comme nous nous taisions à Mareville. Je les trouvais moroses, ennuyeux, mais je comprenais qu'ils soient fatigués... oui, tellement las.
Papa, je le voyais parcimonieusement, nous ne nous parlions pas, ou très peu, juste le nécessaire essentiel. Mais je sentais de temps en temps son clin d'œil curieux, quelque peu étonné, attentivement délicat, contredisant son apparente indifférence.
Maman, elle, me disait lui ressembler. « Tu es 'tout comme moi' quand j'avais ton âge ! », ou bien, « ... toi et moi, nous pensons 'pareil' ! », les phrases n'étaient pas nouvelles, elles m'emprisonnaient, je m'en défendais. Ses propos moralistes et son austérité m'agaçaient autant que sa lucidité et sa clairvoyance.

Aussi, je reste lointaine, silencieuse, secrète, lointaine. Elle me trouve 'dure et pas gentille' ! (Attention, les larmes vont me venir, me re-venir !) Je l'admire, elle est d'une force intérieure exceptionnelle, je sens vibrer en elle une intériorité profonde. Sa foi en Dieu ?... Le secret d'une si grande générosité ? « ... Vous avez 'une mère en or'... », disait notre vieille tante.
Les grandes vacances de quatre mois m'ont habituée à la maison. Travaux ménagers, cuisine, les courses sur le porte-bagage du vélo, je suis experte, résistante. Le matin, la scolarité des jumelles, je deviens maîtresse en CE1, 2, CM1, elles pigent vite, les coquines. Je m'engage dans les mouvements de jeunesse, y trouve l'action à ma mesure, fais des connaissances.
Il arrive que Benoîte surgisse inopinément. Elle et moi couchons dans la même chambre. La nuit elle me réveille parce qu'elle va mal, elle pleure, joue l'éplorée, je comprends que c'est dans sa tête, je ne dis rien. Nos parents ont suffisamment de soucis !

Ah ! les soucis à cause des enfants devenus grands, quels parents n'en ont eus ? Éric donnait des ennuis au collège, maman tapait du pied. Simone et Émilienne regimbaient contre l'internat, et Benoîte... Benoîte, son instabilité et son comportement étrange, incompréhensible... Il fallait... Que ne fallut-il pas avec Benoîte ? On pleura sur elle à Lessartée ! J'étais là. Les années passaient.

En octobre 1948, ayant trouvé un travail d'éducatrice dans une école spécialisée, je quitte la maison et mes parents. Simone est là pour rester près d'eux. Je deviens picarde et gagne ma vie. la profession me plaît.

Été 1944

Les alliés avaient débarqué. Les grandes vacances avaient commencé tôt. Paris s'était libéré. Les troupes alliées continuaient d'avancer... Nous étions tous à Léssartée.

Surprise d'une soirée... Dans notre cour. soudain surgies sans prévenir, quatre jeeps américaines dont les jeunes conducteurs rieurs et les yeux brillants baragouinent en nous lançant à nous les enfants sortis en hâte, des chewing-gums et des boîtes de pâté de porc au fromage. Nous applaudissons beaucoup, ils sont nos sauveurs.

Pour nous, finie la guerre ! Bientôt la paix ! Pas encore toutefois, on apprenait que des combats difficiles se poursuivaient pour que les armées alliées viennent à bout définitivement des forces allemandes. La guerre avait engendré un immense conflit mondial !

Pour nos parents, le commencement de la fin du tunnel, mais ils étaient fatigués, submergés par les difficultés de tous ordres.

En France et partout en Europe, durant les années 1950, les populations retrouveraient le nécessaire et se sortiraient du marasme pour reconstruire. Les résultats témoigneraient. La richesse, le confort et l'aisance reviendraient.

Chez les Gabecar à Lessartée, petit à petit au fil des ans, les meilleurs rendements d'un domaine prometteur. Les grands enfants, adultes l'un après l'autre partiraient vivre leur vie. Des mariages, et bientôt des familles avec bébés aux berceaux... Yvon et Louise, sentant leur tâche achevée, en viendraient doucement à caresser la perspective d'une retraite possible méritée.
Ce serait en ville, une ville avec des chevaux... et des courses comme le voulait Yvon. Vertchâteau, riche agglomération en lisière de forêt, sur un grand fleuve, ville d'Art et de Culture, avec hippodrome et haras. La maison de leurs souhaits, grande pour recevoir une descendance, pratique et confortable.

Vertchâteau
1957-1977

Une demeure bourgeoise du début du siècle. la magistrale grille en fer forgé s'ouvre sur une cour à cailloutis avec arbustes et rosiers. Construction de pierres blanches et de briques avec perron et pilastres, trois étages, six chambres, du terrain, au bout le potager.

« Vertchâteau, ta bonne maison ?
— Où c'était ? Je ne me rappelle plus ! ».

« Ma bonne maison de Vertchâteau », disait Louise. Chers parents, ils y passeraient d'heureuses années... y avançant en âge !

Vers soixante cinq ans, maman disait ressentir quelques petits troubles bizarres furtifs : « Ce n'est rien, disait-elle, c'est dans ma tête, comme si je n'étais plus moi ! ». Cela passa, puis cela revenait de temps en temps, avouait-elle. Que faire ? Premiers symptômes probables d'une maladie future, mais maman vivait dans le présent... À chaque jour suffit sa peine n'est-ce pas !

1966

À Vertchâteau, un confort sans luxe, de grandes pièces ensoleillées, un bon chauffage, du bien-être. Dans leur quotidien, nos parents se retrouvaient, c'était touchant de les sentir détendus.
Ils recevaient enfants et petits-enfants, « ... demain, la smala arrive ! », disait papa. Délicieusement, maman pouponnait. La famille s'élargissait.
Sur mes congés, je prenais quelques jours pour venir les voir. Ils étaient reposés, apaisés et m'accueillaient gentiment. Avec eux, je restais peu bavarde, je ne disais rien de ma vie professionnelle, nous ne nous sentions pas sur la même longueur d'ondes... (l'aurons-nous jamais été ?).
Maman active découvrait les avantages d'une vie urbaine qu'elle n'avait jamais connue, en appréciait les commodités et avantages. Ménagère, bonne cuisinière, elle ne savait rester sans rien faire, cousait, brodait, tapissait... jardinait... écrivait ! Écrivait surtout, comme toujours... lettres à sa 'vieille maman' !
Il y avait deux garages, chacun sa voiture ! Chaque matin, la 2CV de maman hoquetait vers le centre-ville, puis la Mercedes de papa franchissait le porche avec importance et gagnait une petite pâture en lisière de forêt où l'attendaient ses deux purs-sangs pour un tour quotidien.
Parfois, quand rien n'était inscrit sur leur éphéméride, tous deux partaient 'faire un petit voyage', revoir un coin de France ou découvrir une région méconnue.
L'ombre au tableau, c'était Benoîte, ses comportements extravagants et ses fantasmes quand elle arrivait de ses vagabondages, à l'improviste. L'inquiétude constante dont on ne parlait qu'à voix basse.

Vers 1974

De santé robuste, à soixante dix ans, tu étais encore forte et vaillante. Quand je venais vous voir papa et toi dans votre bonne maison de Vertchâteau et te demandais comment tu allais, tu disais :
« Je ne sais pas... J'ai quelque-chose, mais je ne peux pas l'expliquer, c'est bizarre, comme si cela se passait dans ma tête ». Tu fermais alors les yeux, posant la tête de côté sur ta paume droite ou couvrant ton visage de tes deux mains. « Oui, répétais-tu, je ne suis plus moi ». Puis redressant la tête...« ça va passer, je n'arrive pas à comprendre, comme si je n'étais pas moi ».
Cette phrase revenait souvent...

Plus tard, nous te demandions si ça empirait. Tu répondais tristement :
« Oh ! non, je ne crois pas. Je n'ai mal nulle part, seulement 'je ne suis plus moi', mais je m'habitue...
— Tu en parles à ton médecin ?
— Tu sais, de bons médecins, je n'en connais pas !
— Il faudrait justement que tu en consultes un, tu ne crois pas, voyons !
— Il ne saura rien me dire. Peuh !... Ce ne doit pas être si grave ! C'est comme ça ! ».

À l'époque, tu n'avais pas de médecin attitré et n'en voulais pas, ni douillette, ni portée à parler de ta santé ou te plaindre. Tu n'étais jamais malade. Tu avais cependant acheté par correspondance une sorte de gadget qui prenait la tension, mais avouais que tu n'arrivais pas à t'en servir.

Papa ? De bonne santé physique apparente, après avoir profité de sa retraite pendant quinze ans, il se confina dans son bureau en presque continuelle somnolence. « J'suis vieux... », disait-il en faisant la moue ! En plus du désoeuvrement, ses irascibilités et ses impatiences inquiétaient notre mère, attentive et dévouée, elle veillait. Il s'enfonçait dans une grave maladie.

Au jour anniversaire de leur présence à Vertchâteau. Ils s'offrirent tous deux un bon restaurant. C'est à partir de là que papa changea davantage. « Il dort trop, nous disait maman tristement. il fait des caprices et des colères, puis reste longtemps amorphe ! Rien n'y fait. Le médecin dit qu'il n'est pas malade, c'est dans sa tête ! ». Le temps passait, arriva le jour où il ne voulut plus se lever.
Une ambulance le conduisit pourtant vers un neurologue de renom qui étudia attentivement ses réactions. J'étais là, avec maman qui coupa le silence.
« C'est grave, docteur ?
— Madame, dit-il doucement, la regardant après s'être lentement assis derrière son grand bureau de professeur, vous savez bien qu'il ne guérira pas...

Papa fit jurer à maman de ne jamais le mettre à l'hôpital. Courageuse, elle le soignerait seule, à la maison sans le quitter. Nous, les filles, à tour de rôle, nous arrivions...
Il ne s'alimenterait plus, refuserait de boire... semblait ne plus souffrir. Sa tête enflait. Un matin, le respiration devint difficile, puis douloureusement plus difficile. La vie cessa. Martine était avec maman ce jour-là.

Vacances de Pâques 1976

L'enterrement eut lieu comme papa le désirait dans la petite église romane qu'il aimait. Maman semblait dire « ... tout est accompli... ». Chacun l'embrassait : « On ne te laisse pas, on viendra te voir !... tu te donnais tant de mal pour si bien le soigner ! Maintenant, tu as besoin de te reposer, on pense fort à toi ! ... Grand-papa et toi, vous étiez formidables ! ».

Deux jours après, tout le monde est reparti, c'était sa première nuit, seule à Vertchâteau.
La savoir solitaire dans la grande maison vide me donnait le frisson, je revins au bout de trois jours. Elle se reléguait dans la cuisine et n'ouvrait plus les volets ! « Tant de choses à faire... ! », me dit-elle. En effet, des rangements, le courrier, les factures, le jardin... Et les visites au cimetière. Elle attendait le marbre qui devait être gravé.

Je faisais attention de ne pas être brusque et lui parlais délicatement, mais que dire ? Je restais sans mots, sans gestes, coite ! Ses yeux hagards m'effrayaient. Je ne savais pas la consoler. J'aurais dû parler de papa... mais comment ? Sa mort me coupait aux racines !

J'avais hâte de ne plus me trouver là, mais j'avais promis au téléphone de passer la nuit... Nous avons dîné en tête-à-tête, nous intimidant l'une l'autre. Elle m'a dit : « Sois donc gentille, j'ai tellement de peine ! ... tu es fière ! ». J'ai répondu : « ... mais je suis avec toi maman ! ». Ma gorge s'étranglait.

Fin octobre 1976

« Il faudra bien que je m'y mette un jour ! soupirait maman. Quitter cette maison ! On verra plus tard, j'ai encore des haricots à cueillir dans mon jardin ! », « J'attendrai que les noix soient tombées ! ». Les jours passaient, l'hiver arrivait, elle restait dans sa vieille demeure trop grande, trop loin de ses enfants.

Un matin pourtant, elle téléphona à l'entreprise de déménagement. « Je vois que c'est un déménagement de taille... », lui dit le patron qui déposa d'énormes cartonnages dans le couloir. Avec soin, elle se mit alors à aligner sur la table de la salle-à-manger les verres en cristal de son mariage, regroupa les tasses et les soucoupes et fit venir les 'Compagnons d'Emmaüs' pour beaucoup de choses devenues inutiles.

Le jour du grand départ arriva, Monique ouvrit grands les deux montants de la grille pour faire entrer l'immense camion et dirigea l'affaire.

Le soir même maman pénétrait pour toujours dans son nouvel intérieur à G. Les meubles en place, chaque objet prêt à servir, le lit fait... elle n'avait plus qu'à s'asseoir dans son 'bon fauteuil' ! Monique s'était occupée de tout.

Le cheminement

À voix basse et à voix haute, je m'adresse à toi maman.
Je rappelle la maladie qui ébranla notre famille, la maladie de Alzheimer. J'écris sur son mal et ses ravages, ton combat, le nôtre.
Nous l'avions vue venir sans trop la voir, cette maladie étrange, elle a fini par te détruire, on ne gagne pas sur elle. Que fallait-il faire ? Que pouvions-nous faire ?
Nous t'avons maintenue comme nous pouvions hors de l'enlisement. Tu gardas l'essentiel... qui subsiste au-delà des tourments. Ta petite flamme vacillante nous éclaire.

Seule à l'appartement de G.
1977-1991

Nous sommes dans un intérieur large et confortable. Moquette en laine de mouton épaisse. On retrouve notre enfance avec les six chaises rustiques autour de la table à rallonges de Lessartée et les deux buffets normands. C'est de bon goût, strict et net, rangé. Rien ne manque, rien n'est superflu.

« Ton appartement de G. maman ? Tu veux qu'on en parle ?
— Je ne sais pas où c'est ! ».

Fatalité, hasard ? Mystère de la vie de chacun sur la route du temps. Chemin contradictoire, à reculons, pour ceux qui sont atteints de la maladie de Alzheimer, ce mal neuro-dégénératif impitoyable. Les progrès de la science freinent ses débuts, mais jusqu'ici, on n'en guérit pas.

Pour commencer, la malade oublie, oublie beaucoup, et s'en étonne elle-même. Sa mémoire s'effiloche pour s'éteindre à petit feu. Elle ne s'aperçoit pas encore qu'elle oublie tout, mais en butte à des immédiats sans liens, à d'inhabituels instantanés, apeurée, elle se fragilise. La voici inquiète, perturbée, vite désorientée, déséquilibrée.

Le médecin décide qu'elle ne peut plus vivre seule. Elle, ne voyant pas pourquoi, maugrée, manifeste son mécontentement et sa colère. La personne qui l'accompagne l'insupporte et l'irrite. Elle se sent dépossédée. Chaque moment lui devient comme une nouveauté imposée qu'elle refuse puis à laquelle elle se soumet. Dans un infantilisme affligeant petit à petit, sa dégradation psychique, intellectuelle, en même temps que physique ! Elle désapprend, jusqu'aux élémentaires acquisitions d'un nourrisson.

Pourtant parfois, du lointain profond d'elle-même, des fêlures insoupçonnées d'où s'extirpent, comme de frêles rejetons sur une vieille souche d'arbre, des fragments de souvenirs, quelques gestes coutumiers, une expression à elle.
Merveilleux clignotements !
Si vous en êtes témoin, vous direz : « Ce fut bien elle ! ... jusqu'au bout ! » et vous garderez son souvenir.

1977-1978...

Au début, petits et grands-enfants vinrent à G. voir leur bonne-maman,un peu sombre et rabougrie dans son fauteuil mais qui accueillait avec son sourire et sa bonté.
Tu t'y mettais à cette vie de vieille dame seule !
Non, pas tout à fait, car tu gardais cette subtile part de sauvagerie à la fois timide et fonceuse qui te caractérisait. Si pour un rien tu appréhendais, paniquais et t'angoissais, volontaire et décidée, tu te forçais à sortir de toi-même pour des choses plus difficiles.
Tu appréciais d'avoir quelqu'un avec toi, mais, aimais ta paix retrouvée, seule le soir, avec la 'présence invisible' de ton Yvon et de tes chers disparus.

Vint l'époque où tu t'étonnas de tes nouvelles habitudes et façons de faire. Elles te procuraient des petites joies, tu te surprenais à te faire plaisir, t'accordais de filoutes gourmandises, pourquoi pas après tout ? Il t'arriva même de prendre le train pour Paris sans prévenir.

Un emploi du temps rempli apprivoisait ton isolement, tu t'habituais. C'était le journal, les mots croisés Laclos, « Donnez-moi des choses à raccommoder mes enfants », une grande couverture tricotée pour chaque ménage, les chaises Louis XVI de tes beaux-parents retapissées. Et puis, tu fréquentais l'église tôt le matin. Cela en plus du quotidien qui oblige, la cuisine et l'entretien.

Parfois, tu t'arrêtais, « ... oh ! mais qu'est-ce que j'ai ? C'est le vide dans ma tête ! on dirait encore que je ne suis plus moi... ... Non, ça va mieux, tiens, c'est passé ! ». Avec attention, je t'écoutais.

Les petites souffrances ordinaires de la vieillesse que les dames de ton âge, plus sujettes à des ennuis de santé, subissent quotidiennement sans y accorder trop d'importance, t'alarmaient. Tu n'avais plus d'amie proche à qui en parler. Un petit rien te tourmentait comme une enfant.

Les deuils survinrent, 1979, 1980. Tu perdis ton gendre, puis ton fils unique Éric..., suivirent un neveu... et encore, ton petit-fils de vingt-quatre ans...
Quatre hommes dans la force de l'âge, beaux et grands, quatre vies fauchées par la maladie, ou l'accident bête !
À chaque fois, tu ne te perdais pas en lamentations, ton habitude de faire face. Tu te réfugiais dans l'invisible, ta force spirituelle ! Tu te recueillais dans le souvenir. Complice de tous ceux que tu savais devoir retrouver, tu te risquais dans le bonheur futur ! t'échappant de notre 'terre de chagrin' !

1979

Tes petites bizarreries se bornaient à peu ! Fallait-il s'alarmer ? « Bah ! disais-je à mes sœurs, maman vieillit, soixante-quinze ans, ça commence à faire ! C'est normal qu'elle oublie ! ». Je disais cela mais je ne le pensais pas tellement, les dames âgées peuvent garder une belle vitalité.

Nous nous alarmions, il fallait te laisser ! Attendre !... Réfléchir ensemble, envisager ce qu'il y aurait à faire par la suite.

J'observais comment tu avançais sérieusement en âge. Tu n'avais guère le moral et vivais mal. Ta mémoire s'effritait, tu en étais consciente et ça t'agaçait, tu te sentais amoindrie, en souffrais moralement. En plus, plein de petites misères, tu traînais ton usure de partout. J'apprenais comment les choses ne sont pas faciles dans la vieillesse et je souffrais pour toi. Tu ne te plaignais pas.

Nous aurions eu des choses à nous dire, des gestes de tendresse à inventer. Je n'en étais pas capable. Toi ma mère, tu étais quelqu'un de fier et susceptible, comment m'y prendre avec toi ?

Octobre 1980

Tu avais donné la consigne à ceux de la famille : « Vous sonnez deux coups quand vous venez me voir ». C'était devenu machinal, en sortant de l'ascenseur, deux coups ! Tu nous attendais et joyeuse, arrivais vite pour nous faire entrer.

Maintenant, on sonne... et on attend. À travers la porte, on entend ton pas lourd, tu déambules pour prendre la clé et venir ouvrir. Tu tires la porte lentement et restes postée dans l'embrasure. Chaque fois rapetissée, vieillissante. Tu souris gauchement à cause de ton émotion trop forte, et tu es heureuse si ce quelqu'un qui t'avait prévenue arrive à l'heure dite. Bizarrement, tu restes sur le seuil et il faut te dire : « Pousse-toi maman », pour entrer. Maladroitement, comme empêtrée de toi-même, tu recules à petits pas. Nous voila tassées dans l'entrée.

L'entrée, c'est la première pièce, avec des placards. On pose son sac sur une élégante tablette en chêne travaillé. Dans l'encoignure, il y a un confiturier rustique ancien. Ces meubles viennent de nos grands-parents. À droite, c'est la cuisine, exposée au nord, donnant sur la rue. Tu nous fais passer à gauche par la porte vitrée qui ouvre sur la salle-à-manger. Celle-ci se prolonge sur la droite, c'est le bureau-salon.
Dans ces deux larges pièces, l'ample lumière de l'immensité du ciel. S'il fait soleil, à travers les doubles baies vitrées, les frondaisons des arbres qui cachent le mur d'en face, étincellent de vertes brillances.
Curiosité, au long de la rainure du dessus du buffet ventru, alignées avec amour, se succèdent les cartes postales que tu as reçues pendant les vacances, et il y en a beaucoup ! Affectueuses pensées des tiens, grands et petits qui « t'aiment et pensent à toi ». Elles attirent, on les regarde, les retourne, les commente. Elles introduisent aux nouvelles familiales qui passent par toi, l'ancêtre. Tant que tu seras là !

Début juin 1986

J'habitais ma province où me retenait mon travail, on se voyait peu, ta santé commençait à nous inquiéter sérieusement. Tu avais 81 ans.

Un jour où j'étais venue te voir, je t'avais posé la question, celle que nous nous posions nous, tes enfants, sans pouvoir y répondre.
« Qu'est-ce tu feras maman quand tu seras très vieille et ne pourras plus te suffire à toi-même ? Tu prévois quoi ?
— Oh ! m'avais-tu répondu d'un ton péremptoire et outré, mais je n'ai rien à prévoir. Il y aura toujours un de mes descendants qui viendra me soigner... Avec tous les descendants que j'ai ! ».
Nul doute, la question ne t'avait pas plu. Tu l'avais ressentie comme un défi, et me répétais crânement : « Tu ne la vois donc pas ma descendance ? ».

Je pensais que tu aurais dit, par exemple : « Solange, viendrais-tu me garder, toi qui es célibataire ? » Ou bien : « Vraiment Solange, tu viendrais habiter chez moi pour me soigner ? » Une question de ce genre aurait été prélude à une première conversation, une avancée concernant l'avenir, le tien, le nôtre, quand tu avancerais davantage en âge. Tu restais vaillante, en bonne santé physique, obstinée pour arriver à tout... lutter, vaincre ! Mais tu déclinais, devenais vieille dame fragile, craintive, lente, malhabile, traînant les pieds, oubliant, ne sachant plus. Curieusement revenait ta petite phrase énigmatique : « Je ne suis plus moi ! ». Cela nous tourmentait.
J'étais repartie avec un lourd souci, réalisant que des jours difficiles nous attendaient. À l'époque on ne parlait guère de la maladie de A., elle ne nous concernait pas. Et puis, les graves maladies, spécialement les maladies psychiatriques sont pour les autres, pas pour les siens !

Un an après, je devais cesser mon travail et prendre ma retraite. D'ici là, le mal aurait empiré. Mes sœurs et moi serions au pied du mur, acculées aux décisions qui s'imposeraient... Tu aurais besoin d'une prise en charge totale ! Il n'y a pas de miracle, même si, comme tu nous avais dit toute ta vie : « À chaque jour suffit sa peine ».
Je serais là, prête, les autres aussi ! Ce ne serait pas facile.

Début juin 1986

Tu n'avais jamais eu beaucoup de mémoire et tu notais par écrit les choses à faire. Je t'avais toujours vue rivée à des listes de commissions. Tu commençais vraiment à la perdre cette mémoire ! « ... ma tête, ma pauvre tête », répétais-tu. C'était vrai, tu oubliais ce que tu venais de dire ou de faire ! Oh !... pas plus que les autres personnes de ton âge, après tout ! Ce n'était quand même pas catastrophique.

Ce qui me semblait plus ennuyeux, c'était ces petites choses bizarres, inattendues ou infantiles, imprévisibles que je découvrais de temps en temps...
Cette paire de ciseaux à broder que tu cherchais dans la huche à couture, répétant qu'on te l'avait prise, et que j'ai trouvée, pendue par un long fil à coudre blanc noué à une attache des torchons de la cuisine.
Ces trois casserolées pleines à ras-bord de bouillon de légumes piqueté de poils de moisissure découvertes en ouvrant la porte du buffet de cuisine.
J'ai vu ton écriture devenir difforme et illisible, l'orthographe n'y était plus, les mots inachevés, écrits phonétiquement.
Et ton sac... ce sac... que tu gardais sur toi, que tu avais peur de perdre, que tu camouflais sous le coussin de ton fauteuil ou sous ton lit... !

Ton gendre Xavier gérait tes finances, tu lui avais tout confié, il était ton économe, ton comptable et ton trésorier. C'était normal qu'il eût ta signature... mais, tu tiquais, tergiversais... « On verra... », disais-tu. Tu refusais de signer.

Août 1986

Toi et moi, nous étions invitées à passser deux jours chez Françoise, ta belle-fille. Depuis le décès de son mari (ton fils) elle tenait elle-même la ferme de culture, dans le département de la Marne. Tu l'aimais beaucoup et c'était bon que tu retournes chez ton fils... l'absent pour toujours ! À cette époque, il me semble que les choses commençaient à se brouiller fort dans ta tête !
Le soir du premier jour, quand ce fut l'heure d'aller se coucher, je te conduisis vers la chambre qui t'était préparée, celle de d'habitude, accueillante, un vase de fleurs fraîches sur la commode... Comme troublée : « ... Reste là, me dis-tu, on s'est trompé, je ne m'y retrouve pas, ce n'est pas ma chambre..., tout est changé ici ! ils auraient dû me le dire... je suis perdue, je ne sais pas où je suis !
— Voyons maman, c'est la chambre d'amis, tu couches là quand tu viens...
— Non, ce n'est pas cette chambre là, je ne veux pas coucher dans un endroit que je ne connais pas !
— Mais regarde, le lit est prêt pour toi ! Je t'assure que c'est bien la chambre que tu as d'habitude... ...
— Tu crois ? ... ». Tu finis par te coucher.

Je repartis cafardeuse. Certes, tu n'allais pas bien. Le mal se logeait dans ta tête. Tu avais plus de quatre-vingts ans, c'était 'vieux' mais pas tellement ! Que pouvions-nous faire ? Je travaillais très loin. J'en avais encore pour trois ans avant de prendre ma retraite. Tout cela était souciant.

1986

La vieillesse grignotait ta vitalité et ton courage, tu accusais ta 'pauvre tête folle', t'inquiétais de ta mémoire effilochée qui te lâchait... Mais tu faisais face vaillamment, farouchement, réfugiée dans ton 'chez toi' que tu aimais, t'y cramponnant, « je suis bien chez moi », disais-tu, jouissant de la chaleur et du confort ! Sans imaginer le quitter un jour. Que faisais-tu, seule chez toi ? Plus de tricot, ni de couture, plus de crapettes ni de réussites. Finis, les mots croisés. Écrire, tu n'y arrivais plus. Tu essayais de lire mais ne liais pas les syllabes ni les mots en phrases. Tu allumais la télé sans suivre. Impossible de téléphoner, tu ne savais plus aligner les chiffres.
La nuit, tu dormais peu, le jour, tu t'assoupissais dans le fauteuil, pour te réveiller en sursaut sans trop comprendre où tu étais, si c'était le jour ou la nuit.
Tu allais et venais dans le couloir, ne trouvant plus la pièce où tu avais besoin d'aller, ne sachant plus ce que tu voulais y faire quand tu la trouvais. À quatre heures, il t'arrivait de tirer stores et rideaux et de te retrouver dans le noir ! Tu sortais les affaires d'un placard et ne les rangeais pas. Le lavabo de la salle de bain était bouché, ça fuyait dans le frigidaire, tu ne voulais pas qu'on s'en occupe.
Pourtant tu sortais, faisais des courses, allais à l'église, achetais ton pain. Il t'arrivait alors de perdre ton chemin, de te tromper d'étage, ne pas retrouver ta clé... Tu frappais chez la gardienne qui veillait sur toi et que pourtant tu réveillais la nuit pour avoir ton courrier...

Septembre 1986

Le couloir. Il faut d'abord allumer parce qu'il est sombre et étroit. À partir de l'entrée, il s'enfonce, se faufile puis tourne à angle droit pour desservir d'un côté et de l'autre les pièces de l'appartement. Il débouche alors dans la clarté du bureau-salon.
Ce couloir, pas banal ! Les enfants y jouent à cache-cache, ou le parcourent d'un bout à l'autre dans les deux sens. Serpent à deux têtes qui étonne et amuse.

Tu y marchais maman, tu y marchas de plus en plus et tu continuerais à t'y traîner comme une vieille femme, clopinant lourdement, dans un sens puis dans l'autre, dans les deux sens, et tu ne t'y retrouverais plus.

« Mais où je vais ? », « Mais où c'est ma chambre ? ». Tu examinerais les murs, chercherais les portes, à droite ? à gauche ?
« Ah ! c'est par là ? ... Tu crois ?... Attends, je regarde bien. Oui, c'est là ! Non, je me trompe, c'est la petite chambre, ce n'est pas la mienne ! C'est de l'autre côté, je me suis encore trompée... Ah ! pauvre de moi ! ».

Stupide couloir qui n'est plus fait pour toi et qui n'arrange rien !

Début 1987

Quand j'allais passer un petit week-end avec toi, tu me passais le mot croisé de Laclos que tu avais découpé dans le *Figaro* et sur lequel tu avais travaillé durant la semaine. Je trouvais quelques mots, nous cherchions ensemble.

Un temps arriva où je ne vis plus traîner sur la moquette autour de ton fauteuil ou sur le petit meuble, la fameuse grille, ni l'arsenal de dictionnaires et de lexiques.
« Tu ne fais plus le mot croisé maman ?
— Je n'en fais plus, m'avais-tu tristement répondu.
— Tu n'en fais plus ? Mais, qu'est-ce qui se passe ?
— Je ne trouve plus.
— Il ne faut pas lâcher comme ça ! Allez, tu vas reprendre. Tu peux faire celui de *La Vie* ?
— Non c'est fini ! ».

La maladie était à ses débuts, déjà ancrée en toi. Tu commençais un peu à mourir... Non, c'était seulement ta tête...

Fin mai 1987

Tu n'étais pas l'as du tricot mais on voyait tes doigts habiles, jamais inactifs, tricoter de la layette. Dès qu'un bébé s'annonçait dans le cercle familial ou l'entourage de tes amis, tu tricotais une brassière suivie d'une paire de petits chaussons s'il restait de la laine.
Les brassières. D'un modèle identique, pratique pour la maman, facile à exécuter, encore fallait-il s'y retrouver, ce que tu savais parfaitement. Des brassières, tu en avais confectionné des centaines.

Ce jour-là, négligemment jeté sur une chaise du salon, un tricotage commencé, de forme bizarre qui ne correspondait pas au modèle, avec des mailles enfilées sur une première aiguille, l'autre étant piquée dans la pelote entamée rembobinée à la main. Et tout un reste de laine abîmée d'avoir servi, emmêlée et entortillée. Tu avais dû faire et défaire, et refaire encore après avoir cherché, puis abandonné.

« C'est ton tricot maman ? Qu'est-ce qui t'est arrivé ?
— Oui, me répondis-tu d'un air découragé, je ne sais plus le faire, j'arrête, tu vois... je n'y arrive plus.
— C'est une brassière, tu t'es juste un peu trompée, je vais t'arranger cela et tu vas continuer !
— Non, c'est fini, je n'en ferai plus, je suis trop vieille ! Et puis c'est ma pauvre tête... ». Tu abandonnas... Une première !

Fin juin 1987

C'est bizarre maman, cette nuit j'ai rêvé..., c'était drôle, j'ai rêvé des meubles de la salle à manger..., ils s'étaient mis à parler ! Tu veux que je te raconte ?
— Oh ! ... si tu veux, réponds-tu avec un haussement d'épaules.
— Attends que je me souvienne ! ».

J'ai laissé passer un moment... celui du rêve des objets qui parlent, et j'ai commencé :
« Il y avait d'abord la table de la salle à manger, la table à rallonges.
Elle disait, la table :
— Il y en a des enfants qui se sont assis autour de moi, je les ai tous vus grandir ! Louise, nous sommes toujours heureuses de nous voir ! J'ai connu Mareville, oh ! qu'il y faisait froid... J'ai connu Lessartée, ce n'était pas mieux ! J'ai connu Vertchâteau où je me suis beaucoup plu et je t'ai suivie ici ! Mais c'est très bien ici, c'est un très bon appartement.
— Moi le buffet, disait le buffet, j'ai besoin d'un bon coup d'encaustique, qui me le donnera ? Rappelle-toi, Louise, que j'ai toujours eu l'honneur du cristal. Tes verres à pied, du grand jusqu'au plus petit, c'est moi, et la porcelaine, c'est encore moi.
— Moi, je sonne le temps qui passe, disait la pendule Louis XVI, à condition qu'on me remonte, ce que tu fais. Jusqu'ici du moins. Je sais, Louise, que tu me tiens de tes beaux-parents et que tu ne me garderas pas. Je suis heureuse que tu t'intéresses à moi pour savoir l'heure, mais j'aurais besoin d'un plus grand amour car je suis une antiquité de haute valeur.
— Moi, disait le dressoir à tiroirs, j'ai gardé tes couverts, Louise. À Mareville, pas un ne fut perdu car la 'bonne' devait les compter, à chaque rangement de vaisselle. Après il y eut de la perte. Dommage !... Ce sont des couverts en argent, ceux de ton mariage. En bel argent, plus on s'en sert, plus ils brillent. Conserve-les.
— Moi, je suis la bibliothèque de ton père, disait la grosse bibliothèque de ton bureau. Ton père m'estimait, donc tu tiens à moi. Je suis pleine de beaux livres rares et anciens que personne de vous n'a lus et que personne ne lira jamais... Je ne sais trop à qui servir, mais je suis en bois d'acajou comme tu sais, je suis précieuse et désire rester dans la famille. Note-le ».

Tu écoutais bouche bée, comme une petite fille. Je me suis arrêtée et tu as dit : « C'est fini ? »

Fin juin 1987

J'étais arrivée un samedi soir comme d'habitude assez tard. Tu étais venue m'ouvrir, en peignoir, les cheveux épars sur le dos, traînant les pieds. Je t'avais trouvée sans gaîté, les yeux effarés, un peu nonchalante et triste, l'air soucieux.
Je t'avais demandé comment tu allais et tu m'avais répondu : « Non, je n'ai rien, en tout cas, je ne sais pas ce que j'ai. Je ne suis pas moi, tu comprends ? Je dois m'asseoir souvent et c'est ma tête, ma pauvre tête ! Et puis, j'oublie tout, c'est très ennuyeux ».
Les autres fois, tu me préparais un lait chaud et des tartines grillées. Ce soir-là, non. Je me suis fait chauffer du lait moi-même. La cuisine était mal rangée.

Le lendemain dimanche, nous étions toutes deux invitées à déjeuner chez Monique et Xavier et devions rester l'après-midi : « Tes haricots sont bons à cueillir... », t'avait dit Monique. En effet, chez eux, il y avait, au fond du jardin d'agrément, le petit lopin de terre qui t'était réservé, où tu venais jardiner quand bon te plaisait. Tu restais nostalgique de ton grand jardin de Vertchâteau que tu cultivais toi-même.

Après déjeuner donc, comme prévu, Monique et Xavier partirent et nous laissèrent seules avec « les haricots bons à cueillir » !
Je te revois gagner le jardinet, le panier d'osier au bras. Une fête pour toi, j'en étais heureuse. Tu allais récolter les haricots que tu avais plantés. Je te laissais savourer ce petit bonheur.
Étrangement, tu revins assez vite me montrer joyeusement le panier à moitié rempli : « Tiens, regarde comme j'ai bien cueilli ! » Quand je vis de près le contenu du panier, j'eus du mal à cacher mon étonnement. Qu'avais-tu fait maman ? Tu avais cueilli n'importe comment et n'importe quoi... Tu m'apportais un vert mélange de feuilles coupées, bouts de haricots cassés, morceaux de tiges et tigelles, verdures arrachées...
Ce jour-là, j'ai compris... vraiment compris que ta « pauvre tête » allait mal et que tout irait en empirant.

Juin 1987, je prenais ma retraite. Libérée de mon travail professionnel, je quittais ma province (où je gardais mon logis) et vins vivre à Paris comme prévu. Je savais combien la famille comptait sur moi pour être proche et m'occuper de toi.

Août 1987, je devenais parisienne, installais mon studio.

Venir te voir, c'était le métro jusqu'à Saint-Lazare où je prenais le train de banlieue pour G. Là, marchant vite, il me fallait huit minutes pour ton appartement dont j'avais les clés. Je sonnais deux fois. Tu te réveillais de ta sieste et venais m'ouvrir... Tu semblais contente que je sois à l'heure.

Je faisais le thé que nous prenions ensemble, sans trop oser nous parler. Aimablement. Cela faisait si longtemps, quarante ans, que nous n'avions plus l'habitude de nous trouver seules en tête-à-tête, et d'échanger ! Nous n'étions à l'aise ni l'une ni l'autre, sans simplicité, pas même de choses banales à nous dire. Je ne pouvais ni te regarder en face, ni te dire « maman ». Nous apprivoiser ? Cela n'irait pas de soi ! Une aventure... Y parviendrions-nous ?
Mes visites te faisaient-elles plaisir ? elles étaient pour toi une diversion puisque tu avais d'avance sorti le scrabble et semblais m'attendre. Après le thé, nous nous mettions à jouer. Je m'arrangeais pour que tu gagnes. Tu ne voulais plus comprendre l'usage des « lettres blanches » et les jetais à terre, je les ai ôtées du jeu.
Je te quittais vers six heures et demie, étais chez moi vers huit heures. Cela devint rituel.

Août 1987

Accepterais-tu ?
Un après-midi après le thé, j'ai proposé de te laver les cheveux... !
J'ai pris mon courage à deux mains !
« Tu ne voudrais pas que je te lave les cheveux ? ». J'ai dû dire cela timidement, te regardant non pas en face, mais de trois-quarts. Tu ne m'as pas fait répéter, mais tu ne m'as pas répondu. J'ai continué :
— Tu sais, tes cheveux... je ne dis pas qu'ils sont sales, mais ils ne sont pas très brillants ! Ils ont besoin d'être lavés... »
Pas de réponse.
« Tu voudrais bien que je te les lave ? dis-moi ? »
Tu fronçais le nez et le menton et ne répondais pas.
J'ai répété cela deux fois et me suis tue.
Tu t'es mise alors à hocher la tête, dubitative et sceptique, m'as regardée en me jaugeant, curieuse de moi ! Non pas de mes capacités, mais de ma motivation profonde. Tu m'observais, quelque chose germait dans ta tête, tu cherchais ta réponse, et tu m'as dit :
— Tu ferais cela ?
— Tu sais, je peux le faire, très bien même. Tu verras, je sais m'y prendre et ne te ferai pas mal... ça ira, ai-je répondu.
— Meu... on... on... », as-tu fait, serrant la bouche et la tournant lentement. Mon cœur battait mais j'ai insisté :
— Allez, dis oui, c'est facile pour moi, tu sais. Je ferai très attention. Fais moi confiance... Tu me dis oui ? Tu veux que je m'y mette tout de suite ? »
Il y eut encore un temps d'attente, et je te redis calmement que j'étais prête quand tu voulais.
C'est alors que tu te levas d'un bond, pris mon bras et le secouas brusquement comme pour me commander, me forcer, en criant fort :
« Mais qu'est-ce que tu attends ? Allez puisque tu le dis, n'attends pas, fais le... Ce n'est pas la peine de traîner ! »
Je savais que l'émotion te rendait brusque et incontrôlable. Je savais aussi que tes cheveux avaient vraiment besoin d'être lavés et qu'il n'y avait que moi qui pouvait le faire. Je ne te fis pas attendre.

Quelques jours avant, j'avais repéré le matériel nécessaire, les grandes serviettes et le shampooing, et surtout le tabouret solide sur lequel je t'installai devant l'évier de la cuisine, le lavabo de la salle-de-bain étant bouché.

Je me concentrai... et tu te laissas faire docilement.
L'eau à la température voulue... adoucir chacun de mes gestes, m'y prendre délicatement... tendrement !
« Ferme fort les yeux maman, disais-je.
— Fais attention à mon oreille droite qui me fait mal », disais-tu en la désignant de ta main.
Je fis comme pour un bébé fragile...

Le tout lavé, séché, coiffé se termina par un mignon petit chignon tournicoté sur le haut du crâne qui te fit rire quand tu te vis dans la glace. Tu t'es rassise dans ton fauteuil. Apaisée.
— Ça va maman ?
— Ou ou... ii... Oui...

1987-1988

Je venais te voir régulièrement deux ou trois après-midi par semaine, pour commencer, puis davantage.
Chaque dimanche, Monique t'invitait à déjeuner et te gardait chez elle l'après-midi. Dans la semaine, elle montait te voir et t'apportait des courses.
Ma sœur Émilienne venait chaque mois pour être avec toi une soirée, une nuit et la matinée qui suivait. De même, ma sœur Martine. Simone, elle, viendrait plus tard. Quant à Benoîte la marseillaise, peu soucieuse de fréquenter la famille, elle ne venait pas.
Le rythme établi, chaque jour, tu avais quelqu'un.

Mes visites à moi n'avaient rien de gai ! C'était la détresse en toi, chez toi, dans chaque pièce. Nous n'avions rien à nous dire, tu étais sombre, fière et raide ! Je n'osais rien te dire et ne pouvais parler...
Heureusement, il y avait le scrabble, béni soit-il ! Après le thé, il nous occupait jusqu'à six heures.
Volontiers tu y jouais, d'ailleurs très bien et sans te lasser.
J'apportais toujours quelque-chose pour ton dîner, un plat préparé, une pâtisserie, de la salade. Je ne restais pas dîner. Je devinais trop que par la suite, il y aurait plus à faire pour te soigner. Je serais probablement totalement mobilisée.
Aux grandes et petites vacances scolaires, c'était dur pour moi de venir presque chaque jour. Les familles partaient et je restais seule à te voir. « Où sont les autres ? », disais-tu.
Je repartais vers six heures, après être passée dans la cuisine pour tout vérifier.

Mi-décembre 1990

Elle n'était ni belle ni aimable notre pauvre mère quand elle sortit de sa petite chambre d'hôpital avec son baluchon, au bout de six semaines d'observation... sans retrouver son ascenseur, ni avoir à se servir de sa clé qu'elle ne trouvait plus... Elle franchit la grille de ses enfants Monique et Xavier... y passa les fêtes de fin d'année et partit trois mois chez sa fille Émilienne à la campagne.
Après... ?

L'idée de la placer en établissement m'était insupportable. J'avais la conviction qu'elle devait retrouver son appartement, son logis..., y revivre, recoucher dans son lit, voir et toucher les choses qui lui appartenaient.
« Comptez sur moi, dis-je au téléphone, je serai sur le pas de sa porte pour l'accueillir, je resterai chez elle et tiendrai sa maison ».
Certes, je m'attendais au pire.
Elle atterrit chez elle le 25 mars 1991, exilée, perdue, sans savoir où elle se trouvait... ni qui j'étais...

Avec ma mère, depuis mon adolescence, nos relations étaient sans intimité ni partage... Si je la retrouvais, c'était en raison de la maladie ! Je la savais rétive et révoltée, angoissée, en désarroi ! Les tensions et les incompréhensions seraient inévitables...

Il y aurait pourtant, ciel de ce nouveau chemin, des étoiles de tendresse, des étincelles de connivences, des moments heureux... clignotements parmi les sombres fêlures !

Avec Solange, à l'appartement de G.
25 mars 1991-25 juin 1992

Dans la salle éclairée où nous n'étions que toi et moi, j'ai prononcé quelques paroles anodines, sans écho, c'était lourd et pesant. Tu as mangé de bon appétit, ce qui me réconforta.

« Solange habitera chez toi, maman.
— Mais pourquoi faire, je n'ai pas besoin d'elle ! ».

Le 25 mars 1991

Ce fut le 25 mars 1991, soirée dont je n'ai oublié aucun détail. Je te revois sur le seuil... si vieille... harassée par le voyage plus long que prévu. Ton anxiété. Tu pointes le menton en entrant dans ce lieu que tu ne connais plus, retenant tes pas, craintive, méfiante... tu inspectes sans comprendre, soupçonneuse. Je t'ai prise par la main, tu me regardais : « Qui c'est ? On me dit que c'est Silou... ma fille Silou... Non, je ne sais pas ! »..

Monique a posé le sac, son mari la valise, ils sont repartis sans bruit. Je t'ai installée dans ton fauteuil... Tu ne reconnaissais rien, fermas les yeux, visage de détresse, de désarroi. Tu t'es un peu endormie. Dans la pièce, le silence. Seul le tic-tac de la pendule. Je n'osais bouger et retenais ma respiration. La nuit tombait. Le couvert était mis.

Notre bonne soupe prête, j'ai allumé, tu t'es frotté les yeux. Je t'ai conduite à ta place de table, me suis assise à ta droite. Tu m'as laissée te mettre une large serviette.

Le repas terminé, sans mal je te menai à ta chambre, te déshabillai. Au lit, tu t'endormis comme une masse.

Là seulement, je me suis occupée de la valise, ai lu les recommandations d'Émilienne concernant ton séjour chez elle, les ordonnances des médecins, les résultats des analyses, j'ai vérifié les médicaments. Cela mobilisa mon attention, je n'avais que toi en tête... Toi enfin dans 'ton bon lit' de 'chez toi'. Je vins te voir dans la nuit. Tu respirais, le visage détendu.

Le 28 mars 1991

C'était le troisième soir. Nous avions fini de dîner, tu restais sur la chaise devant la télé qui marchait. Passant de la salle à la cuisine, je m'étais mise à la vaisselle. Soudain, un carambolage retentit dans la salle !
Je me précipite. Tu es tombée sur la moquette, coincée entre deux chaises renversées, les jambes glissées sous la table. Tes yeux grand ouverts, tu les refermes dès que je me penche sur toi.
« Alors maman, qu'est-ce qui se passe ? Tu es tombée ? »
Tu ne réponds pas, ne gémis pas, n'as pas l'air de souffrir... ni d'avoir un membre cassé. Je tâte ton pouls... normal. Ton visage, placide. Le plateau gît à terre avec la vaisselle éparpillée.
Comment m'y prendre ? C'est banal de dire : « Tu es tombée ! et de rajouter bêtement..., comment as-tu fait ? tu as mal ? ». Tu as vite fait de me couper nerveusement sans ouvrir les yeux :
— Peu importe, tu le vois bien que je suis tombée, ce n'est pas la peine de le demander ».
Tu n'as rien, c'est l'essentiel. Je ramasse le plateau, relève les chaises et te prends la main :
« Allez, viens, on se met debout, je vais t'aider ».
Tu ne t'y prêtes pas, ne bouges pas, me résistes, et dégages violemment ta main. Cependant, entr'ouvrant à demi un œil, tu détournes la tête lentement pour la lover dans le coussin par terre. Tu rabats à nouveau la paupière. Visiblement, tu boudes ou fais semblant.
« Tu ne vas pas dormir là ! dis-je, commençant à m'agacer !
— Je-vais-mou-rir-là ! », réponds-tu, savoureusement déterminée, jouissant de la situation.

Voilà ! me faire comprendre que tu ne voulais plus vivre, c'était ton but en tombant, j'ai compris. « Arrêtons tout ! je meurs, problème réglé ! »
Mais tu vis maman et par chance, tu ne t'es pas fait mal !

Je calme mon stress en arpentant l'appartement ! avec l'idée, saugrenue peut-être, de dire :
« Tu veux les pompiers ? »

De quelle voix ai-je parlé ? d'une voix calme ? je crois. Persuasive ? pas du tout. Amusée ? sûrement. Inquiète ? non. Nargueuse ? peut-être bien, tu jubiles :

— Les pompiers !... Eux !... Tant que tu veux ! Ça, je veux bien ! »

Le cinéma ! Tu m'as joué un tour maman, oh ! pas tout à fait, tu n'es pas tombée exprès. Tu sais jouer des situations ! Malicieuse coquine !

— Eh! bien non, je ne téléphonerai pas aux pompiers, nous nous débrouillerons toutes les deux. Tu m'aideras ».

Je t'ai laissée... pour ma vaisselle.

Je suis revenue te mettre une chaise à portée de main. Tu as réussi à te mettre à genoux. Je t'ai aidée pour te lever et dans la foulée, t'ai mise au lit impérativement. Tu t'es laissée faire comme un ange.

Le 2 avril 1991

Nous étions la semaine d'avant Pâques, la semaine sainte. J'avais l'habitude de suivre les offices religieux.
Monique me proposa de prendre le relais près de toi pour me permettre d'y assister, gentillesse qui me toucha mais que je refusai. Tu n'aurais pas compris mon absence, on t'avait trop assuré que Silou restait pour te garder. Notre compagnonnage était si frêle encore et toi si déboussolée...
Le contact entre nous deux n'était pas même amorcé ! Il ne fallait rien changer.

Le 3 avril 1991

Dès lors, ton appartement, ton 'chez-toi' bien aimé, devenait la demeure de nous deux. Toi mon employeur, avec en plus que tu étais ma mère, et moi, ton employée, avec en plus que j'étais ta fille (cela tu ne le savais plus), bénévole, c'est sans dire !

Depuis quinze ans que papa était mort et qu'on t'avait fait venir à G., tu avais vécu dans cet appartement en toute indépendance et liberté, tu l'avais aimé comme un nid douillet, et voilà que tu avais à supporter, contre ton gré, une étrangère présence, la mienne ! « On me dit qu'ici c'est 'chez moi', alors, de quel droit s'est-elle immiscée ?... Pourquoi me joue-t'on cette comédie ? »

Tu l'avais vraiment mauvaise, ma pauvre maman !
Là pour t'accueillir, ta fille Silou. Là pour rester, jour après jour, ta fille Silou ! Mais pourquoi ?
Pauvre de toi ! Pauvre de moi ! Il en était ainsi. L'une à l'autre attachées sur un chemin de misère, nous ne nous étions pas choisies.

J'avais donc nouveau gîte et nouveau couvert ! Capable de gérer la maison, oui, je l'étais. Veiller sur toi en bonne gardienne attentive à ton bien-être et ton confort, oui, je le pouvais. Cuisine, vaisselle, lessive, ménage, entretien, rien ne m'effrayait !
Certes, la cuisine aurait eu besoin d'un bon lessivage, les ustensiles étaient vieillots, sauf le mixeur et le petit broyeur de persil (cadeaux de l'avant-dernier Noël), la vie ici ne promettait rien d'attrayant, mais il y avait une bonne télé, le lit transporté dans le bureau-salon était mien depuis ma jeunesse, je saurais me débrouiller... (Il fallait juste me trouver une lampe de chevet !)
Oui, tout cela n'était rien... !

C'était toi maman qui m'effrayait. Tu étais rétive, méfiante, et la colère si forte en toi !

Je pensais à la 'dame de Caen', celle qui devait venir vivre avec toi mais restait silencieuse. Monique pensait qu'elle redonnerait de ses nouvelles, elle devait revenir pour te rencontrer.

Le 5 avril 1991

Tu fis une seconde chute, puis une troisième.

La seconde eut lieu dans l'entrée pendant que je t'aidais à enfiler ton manteau. Tu t'es mise à fléchir les genoux et doucement dégoulinas ton grand corps sur la moquette.

Deux coups de sonnette.

« Ah ! dis-je, quelqu'un de la famille. C'est ton gendre maman, il vient nous apporter du lait ».

Tu tressailles, ouvres les yeux, te revigores, miracle, te voilà debout.

J'ouvre.

Effectivement, c'est ton gendre, mon beau-frère. Tu l'accueilles et le reçois avec la coquette affectation dont tu es coutumière quand tu fais la mondaine.

La troisième fois, ce fut dans la chambre au moment du coucher, un soir où tu prétendais encore une fois te mettre au lit toute habillée. Ce soir-là, j'en étais à baisser les bretelles de la combinaison, la guérilla entre nous deux. Sous mes mains, tu t'effondres lentement... Bon, ne pas m'affoler, nous avons l'habitude. Les yeux fermés, tu prends ta respiration régulière, je te mets un coussin sous la tête, te couvre de mohair. Et tu t'endors.

Une heure après, un léger bruissement, je suis venue voir :

« Tu serais mieux dans ton lit maman, viens ».

Tu t'es levée sans mal et me dit : « Mais pourquoi m'as-tu couchée par terre ? »

Le 14 avril 1991

Des lendemains de déboussolement, mais aussi d'accommodement. Cahin-caha, au rythme d'un quotidien monotone, la vie avançait. J'avais rangé, frotté, nettoyé... Silencieuse, tu me regardais passer un peu partout avec mon chiffon, cela me faisait du bien de m'activer... Mais ta colère demeurait. Enfouie, entassée, elle transpirait et jaillissait au moindre prétexte. N'admettant pas, n'admettant rien, elle abîmait. Il a fallu nous y faire. Apprendre à la regarder en face, la tolérer, la laisser tranquille.
L'humour vint à notre secours... Un petit humour timide qui s'essaya, frileusement d'abord et s'enhardit. Il fusait de toi, parfois, bref et pince-sans-rire, et de moi, rapide et imprévu. Il clouait le bec à nos colères.
Et puis, le confort aida, tu retrouvais une à une les vieilles sensations imprégnées dans ton corps. Le coussin de ton 'bon fauteuil', le moelleux du lit, le toucher des pieds sur la moquette.
Nouveauté, les repas ensemble à heure fixe, rituels. Avec soin, je préparais les potages que tu aimais et tes plats préférés. Tu appréciais sans dire, dans la mesure où tu restais à table... Parfois tu poussais ton assiette « je ne mangerai pas ça ! »... quelques secondes... je la remettais devant toi. Tu mangeais.

Tu te promenais, couloir à droite, couloir à gauche, revenais toujours vers la salle. Tu touchais les murs, les objets, t'en pénétrais... te rappelais... : « ah!... ça !... ». disais-tu.
Un jour, tu m'as dit : « Tu crois que je suis ici chez moi ? », rajoutant, te parlant à toi-même, « C'est possible puisqu'on le dit ».

Le 16 avril 1991

Mauvaise passe. Le visage crispé, réfugiée dans ton fauteuil sans plus bouger, ce matin-là, tu souffrais. « Ah ! ma tête, ma pauvre tête ! » Intolérable, un carnage sauvage te torturait le crâne.
Que faire ? Te laisser. Surtout que rien ne vienne troubler ta souffrance silencieuse. Ne pas faire de bruit, me taire, me couler dans l'ombre, sur la pointe des pieds. Ne rien exhiber, ni ma personne, ni ma voix, ni des conseils inutiles.

Il fallait pourtant que notre routine quotidienne soit rythmée par les petites annonces indispensables telles que : « ... C'est l'heure du dîner, tu viens à table », ou : « ... tu veux encore de la soupe ? », ou « ... tu veux qu'on ferme la fenêtre ? », j'étais obligée de parler, même si ma voix te déplaisait.
« Aaaah ! Aah ! ta voix ! cette voix ! », me disais-tu avec mépris, comme avec dégoût. Ta figure n'était pas jolie, et ce n'était pas agréable à entendre. Ça me donnait envie de me ratatiner jusqu'à disparaître ! je passais à la cuisine.

Qu'avais-je donc fait pour avoir une voix pareille que tu me reprochais depuis si longtemps, j'avais dix ans, onze ans, au temps de Mareville. Que toi pour me le dire. Personne d'autre ne se plaignait de ma voix.
« On dirait tante Nini ! Tu parles comme elle ! Quelle voix tu as ! » Ce n'était pas un compliment et je « tournais mon nez », ce que tu ne supportais pas.

Tante Nini, notre grand'tante Eugénie, était une dame austère qui me paraissait très vieille parce qu'elle était très ridée et ne cessait de rapprocher les rides horizontales de son front, ce qui faisait bouger sa perruque. C'était drôle ! Je ne l'aimais pas car elle n'avait aucune gentillesse pour nous. Toi tu ne l'aimais pas non plus parce qu'elle avait une voix « hargneuse, criarde et vulgaire », disais-tu.

À dix ans donc, j'avais la voix de tante Nini. Merci maman pour cette comparaison devenue courante.(Tu prétendais pourtant m'aimer beaucoup.) J'ai dû l'entendre jusqu'à mes vingt et un ans, date à laquelle j'ai quitté la maison de Lessartée, votre maison plus tard. Aujourd'hui, cinquante ans après, parce que j'avais bien voulu venir vivre avec toi, malade de A. !... tu recommençais !

Ce n'était pas ma voix qui te gênait, c'était plutôt ta rancœur de maîtresse de maison détrônée. Tu n'avais pas accepté hier de me voir 'la reine' de ta cuisine. Je l'avais compris.

J'avais peur de toi ! peur du vide ! peur de tes yeux noirs, peur de ta rancœur, peur de tes reproches... peur d'être si seule avec toi !

Le 17 avril 1991

Après déjeuner, vaisselle terminée, c'est repos. Moi, ma petite sieste sur le lit d'à côté. Toi, dans la salle, face à la télé allumée, — présence..., rarement sonore, mais visuelle presque tout le jour —, tu savoures ton bon fauteuil et somnoles un moment. Puis, tu te lèves en douceur comme une élève fautive, trouves ta canne, te remets tranquillement à explorer les pièces. Vers deux heures et demie, je dis :
« On va faire notre 'petite promenade' maman ?
— Vou...i », réponds-tu.
Il y a la cérémonie du manteau à enfiler, bonnet, ceinture, et le reste...
« ... non, tu n'as pas besoin de ton sac ! ».

Un bienfait, cette sortie quotidienne, pour toi comme pour moi, ton bras sous le mien. Nous n'allons pas vers le centre-ville aux trottoirs étroits non entretenus dont les devantures ne t'intéressent plus. Nous allons vers les quartiers des résidences et des espaces verts dont les allées offrent des petits murets et des bancs accessibles. Peu de passants, quelques promeneurs qui sortent le chien, des vieillards au bras de leur 'aide de vie', des couples mère et fille, comme nous, celle-ci, ressemblant cruellement à celle-là !... nous nous saluons en souriant. Promenades monotones. Tu parles peu, appliquée à marcher. Je cherche des choses à raconter, à te montrer. Souvent, tu t'alarmes... « on est perdues », dis-tu ! Ou bien, prenant ton air crâneur de femme libre, tu te libères le bras, marches seule. Parfois tu boudes, ou traînes la jambe, nous rentrons... Ouf ! tu t'assois à la table de la salle à manger, je sors les tasses et mets l'eau à bouillir pour le thé que tu ne refuses pas. Tu ne sais plus que nous nous sommes promenées... moi, je suis contente, mais épuisée.

Le 20 avril 1991

Quand je te demandais une chose ou te posais une question, tu répondais sèchement et brièvement soit 'oui', soit 'non', ou bien tu te taisais, serrant les lèvres sans me regarder, m'ignorant et tu quittais les lieux. C'était gênant, dur à vivre ce silence dédaigneux ! Tu revenais... à ton fauteuil ! Au bout d'un moment, j'inventais une chose à dire sans importance, histoire de combler le vide... et tu lâchais en bougonnant : « Je m'en moque ! Ah ! comme je m'en moque ! ».
Je pensais qu'un dénigrement était mieux que le silence et m'en contentais. Ton unique souci, seul but qui te tenait, était de sortir de cette nouvelle existence avec moi. Tu remuais silencieusement des questions :
« Pourquoi suis-je là ? Pourquoi elle est là, avec moi ? À quoi bon qu'elle reste là ? Elle n'a donc rien à faire, en tous cas, elle n'a rien à faire chez moi ! Ah ! Qu'on me laisse... je n'ai rien demandé... je n'ai rien voulu... ».

Tu ne sentais pas que la maladie te diminuait, et si on essayait de t'expliquer, tu disais que tu ne comprenais rien, que ce n'était pas vrai, qu'on imaginait des choses à ton sujet. « Ah ! mon Dieu ! qu'on me laisse... Qu'on me laisse mourir, mais qu'on me laisse ! », disais-tu en pleurant.
Le dialogue entre nous, (pour le moment), était impossible. Tu croyais tout dépister de moi autant que j'essayais de tout dépister de toi, tu me provoquais en retour ! Tu ne répondais pas le plus souvent, je me taisais beaucoup. Ce n'était pas drôle... Ça changerait petit à petit, nous arriverions bien à nous accommoder l'une à l'autre... j'espérais !

Le 30 avril 1991

Après les repas, je me mettais à la vaisselle et tu prenais le torchon pour essuyer. « C'est mon travail ! », disais-tu. Soudain tu partais avant d'avoir fini, « Où es-tu maman ? » Je te ramenais par la main, pour quoi faire ? tu ne savais plus !

Tu n'arrêtais pas de te chercher des occupations que tu laissais en plan. Tu ouvrais le tiroir à couverts, les étalais sur la table, et partais... « Où es-tu maman ? ». Tu réapparaissais : « Mais qui a sorti tous ces couverts ? ».

Tu ouvrais la huche à couture, dérangeais tout, puis rangeais, puis partais, puis revenais redéranger et ranger à nouveau. « Tu vois comme j'ai bien travaillé ! ». Je ne retrouvais que du fouillis.

J'ai essayé de te faire faire des petits travaux de couture, enfilais l'aiguille... tu commençais, ... puis repoussais tout. Tes mains devenaient maladroites, incapables de guider un couteau pour éplucher une pomme de terre.

Tu fouinais dans la cuisine, sortais les casseroles... Je m'énervais ! « Va dans la salle maman, tu seras mieux ! », mais j'avais gros cœur !

Un mauvais jour de colère, tu vins m'apostropher dans la cuisine : « Ah ! tu es contente ! Tu as gagné ! tu as ce que tu voulais ! tu es la patronne ici ! ».

En retour, tu me faisais parfois des demandes charmantes. Dans la cuisine encore, tu t'avanças, souriante : « Tu n'as pas une petite occupation à me donner, toi qui sais si bien ! » Petits clignotements de gentillesse.

Tu gardais jusqu'alors certaines de tes habitudes de toujours. Tu faisais ton lit chaque matin, pliais ta serviette après le repas, rangeais tes chaussons au bord de ton lit, mais cela ne dura pas.

Le 3 mai 1991

La petite vie à deux dans ton bon appartement de G. avait fini par trouver son rythme, un déroulement sans trop d'accrocs, mais tu cherchais à comprendre :
« Avant c'était toujours Silou, maintenant ça change ! J'en vois d'autres, constatais-tu sans trop comprendre. Il y a une nouvelle qui me garde. Hier j'ai vu Émilienne, Simone doit venir..., Silou décide ».
L'emploi du temps établi, les habitudes prises, les horaires fixés, on ne te demandait pas ton avis. La maison était en ordre, la cuisine aussi, tu ne manquais de rien. Les jours allaient se succéder, uniformes et mornes, combien de temps ? N'y pas penser. Mon beau-frère et mon neveu me disaient qu'il fallait que je songe à te placer... pour le moment, ce n'était pas à envisager. Physiquement, tu te portais bien, une bonne chose, mais le moral ne s'améliorait pas et la maladie empirait.

Quant à moi, je restais mal à l'aise, j'appréhendais chaque instant ! Qu'allais-tu encore faire, inventer, quelle phrase venimeuse allais-tu sortir ? L'une et l'autre, sur la défensive, nous restions à nous épier, sans rémission. J'aurais dû banaliser tes bizarreries qui, en somme, n'avaient rien d'alarmant, laisser passer ton agressivité sans qu'elle m'atteigne, mais tu savais me blesser et me faire mal.
J'avais beau m'éloigner, me retirer dans la cuisine, je restais tendue et ton visage ne se décrispait pas.

Les matinées passaient. Neuf heures, petit déjeuner au lit, seul moment où tu te montrais de bonne humeur et presque aimable ! Tu restais couchée jusqu'à l'arrivée de l'infirmière. « Ma laveuse, elle vient à quelle heure ? ».
Tu disais « ma laveuse » ! Jadis à Mareville, la brave Pauline était notre 'laveuse', vieille travailleuse bonne et dévouée qui savait tout faire.
Ici, ta 'nouvelle laveuse', l'infirmière, vient chaque matin, jeune dame experte et pressée qui te donne le temps imparti pour toilette ou bain et 'nursing', petits massages et tous soins dont tu as besoin, puis te mène solennellement comme une reine, rafraîchie et parfumée, vers ton fauteuil où tu t'affales.
Je sers alors un petit café-pause-rapide convivial et tu y participes.

Le 15 mai 1991

Combien de fois ?
Tu te lèves de ton fauteuil et traverses la salle pour partir à gauche, du côté de l'entrée. Tu peux aussi prendre par le bureau-salon pour aller à droite. Tu te perds de la même façon, mais te retrouves à chaque fois.
Tu reviens vers moi :
« Dis-moi où je suis...
— Où vas-tu maman ?
— Où j'ai besoin d'aller !
— Alors, c'est par là » .

Après, c'est ton fauteuil, tu y reviens toujours. Pas question que tu te retires dans ta chambre. Tu aurais mis tout en l'air et te serais endormie, au risque de ne pas vouloir te coucher le soir ou passer ta nuit à circuler. C'était ma hantise que tu ne dormes pas la nuit et te promènes croyant qu'on est le jour.
Je fermais ta chambre à clé dans la journée. Cela paraissait cruel, mais comment faire autrement ? Un jour, tu m'as dit, comme si c'était la chose la plus normale :
« Ici c'est fermé, je n'ai pas la clé ». Tu constatais, c'était tout. J'ai cessé de me culpabiliser.
Ton fauteuil ! Près de la baie vitrée, proche de la télé... assise, tu visionnes ce qui se passe chez toi... il est douillet, à ta convenance, amical !

Le 30 mai 1991

Un jour au milieu du déjeuner, tu poses sur la table fourchette et cuiller, repousses ton assiette sur le côté puis croises les bras sans broncher.
« Tu n'as plus faim, maman ?
— Oh ! si ! », me réponds-tu.
Je continue de manger. Quelques secondes... je remets à leur place devant toi, fourchette, cuiller et assiette. Tu ne manges toujours pas.
« Tu veux que je fasse réchauffer ?
— Oh ! ce n'est pas la peine », réponds-tu d'une voix toute gentille.
Tu fermes la bouche, regardes dans le vide, ne manges pas.

Le temps passe, l'idée d'essayer ce que je n'aurais jamais imaginé, te faire manger à la cuiller, comme un bébé, moi, ta fille. Je suis bouleversée. Nourrir sa mère à la cuiller ! Je risque ! Prends une cuillerée du riz de ton assiette, la porte à ta bouche... tu l'ouvres simplement, toute grande. Tu mastiques et avales, attends la cuillerée suivante, ouvrant la bouche de nouveau, souriant de bon cœur, contente...
« Tu vois quand tu veux être gentille », me dis-tu. Tu n'attendais que cela. Moi, j'ai des larmes et mon cœur bat, je me sauve à la cuisine... respirer à la fenêtre ! Les gens se pressent sur les trottoirs.

Docile, tu es restée assise, étonnée de mon absence. Me revoilà ! Mon émotion est stupide ! Tu attendais le geste de toute maman, celui de ta maman à toi, quand tu étais bébé. Ce fut finalement facile et si naturel ! Pourquoi m'être mise dans cet état ?

Le 10 juin 1991

À l'appartement de G., il m'arriva de me mettre très en colère après toi. Grosses colères, qui me surprirent moi-même. Je crachais en vrac, ce que je te reprochais, ce que j'avais sur le cœur.

Tu étais alors si hargneuse, il était si dur pour moi de vivre avec toi qu'il me fallait une soupape qui m'empêchât d'étouffer. C'est arrivé deux fois. La première colère m'est venue subitement, alors que tu avais été particulièrement impossible et que je ne pouvais vraiment plus supporter ton air bougon et ton regard méprisant.

Cette maladie de A. t'était pénible, très... Soit ! Ton désarroi était immense, la vie t'était insupportable, tu étais lamentablement malheureuse... Mais j'existais moi, seule devant toi ! La pression montait, trop forte, il me fallait vider mon sac ! Impulsive comme j'étais, les arguments de ma colère si nombreux, il me fallait sortir ma rancœur. Je l'ai fait spontanément, sans préméditation. Il le fallait.

Ce fut un matin vers onze heures. Tu étais confortable dans ton 'bon fauteuil', on t'avait lavée et bichonnée, tu attendais le repas de midi pour lequel je m'étais levée de bonne heure. Ça sentait la bonne cuisine et je n'avais droit qu'à tes soupirs, tes refus et tes mécontentements. J'étais assise au bout de la table un peu loin. J'ai commencé à te parler, tu es restée fièrement indifférente, alors j'ai éclaté :
« Tu sais maman, tu refuses de me parler, écoute-moi maintenant, je suis très en colère après toi. Tu n'as pas l'air de t'en douter, tu ne veux pas le savoir ! Parce qu'il n'y a que toi qui compte ici n'est-ce pas ? Mais je suis là moi, et je compte aussi. Tu me prends pour une ennemie, me crois ta geôlière, écoute moi bien... ».
Et j'élevais la voix. Tu tournas la tête vers moi lentement et me regardas. Tu m'écoutais, je criais fort :
« Si je suis venue ici, où ce n'est pas ma maison ! ce n'est pas par plaisir, mais pour que tu ne sois pas seule dans ta maladie et que tu ne manques de rien. Tu comprends cela quand même. Alors, arrête tes méchancetés envers moi... ».

Je haletai quelques secondes et repris :
« Ici, tu me traites pour rien, je suis ta fille et tu fais comme si tu me détestais ! Pourquoi ? ».
Je continuai. Les phrases ne me manquèrent pas, non pour te plaindre toi, comme le faisaient les gens qui passaient, mais pour me plaindre moi et te faire mes reproches.
Quand j'eus bien crié et tempêté, j'arrêtai. Ce fut le silence. Un immense silence pur que je trouvais blanc et brillant. L'air était léger et suspendu, je n'étais plus du tout en colère, alors, je te dis tout à fait calmement :
« Bon ! allez, c'est fini, je me tais. On fait la paix ? Tu es d'accord ? ».
Tu pinças les lèvres. Et timidement comme un enfant qui se repent, tu me dis dans un soupir :
« Vou...i ! ».

C'était fait ! Les pendules étaient mises à l'heure. Nous allions repartir à neuf, tout irait mieux.

Le 28 juin 1991

Un vendredi matin vers dix heures, lavée, bichonnée, tu te prélasses dans ton fauteuil, il fait beau.
« Tu veux venir au marché avec moi maman ?
— Mais..., ais... si tu veux... »
Ainsi, bras dessus, bras dessous, panier à la main, nous partons vers la Grand-place de l'église où s'étale le marché du vendredi.. Une affluence remuante, nous n'arrivons pas à nous frayer passage. Déjà, tu vises un banc pour t'asseoir, proche d'un étal de frivolités. Apitoyée, la marchande qui règne sur le secteur te remarque :
« C'est bon, restez assise là, ma bonne dame.
— C'est ma mère, dis-je, merci pour elle, elle va se reposer, le temps de mes deux courses.
— Ne vous en faites pas, me rassure-t-elle, installée ici, elle ne bougera pas avec moi.
— Tu m'attends maman, je reviens vite ! ». Je me glisse dans la foule.

En hâte, je reviens vers l'étal des frivolités. Le banc est vide ! Où est ma mère ? Je regarde la marchande... D'une mauvaise voix, elle dit sans me regarder, que ma mère fait ce qu'elle veut et qu'elle n'a pas à la garder...
Je pivote, mes yeux font le tour de la place... Oh ! la traîtresse !... panique... personne, pas de mère... Où es-tu partie... épingle dans une botte de foin, comment te retrouver dans tout ce monde ?...
Je me ravise. Du calme... Réfléchir. Cette place d'église ! Toi ! Je crois trouver, ... m'élance, franchis le porche, pénètre... Un espace terriblement sombre, un silence poignant... Dans les bancs, éparses, quelques taches noires, silhouettes agenouillées ! Plus haut à droite, la forme de ton dos, oui ! à ta place habituelle. Soulagement, je respire... C'est bien toi, mon cœur se calme doucement... Sans bruit, sur la pointe des pieds, sans me presser, je remonte la nef... m'agenouille deux bancs derrière toi.
Un peu plus tard, je te touche le bras. Tu tournes la tête et me vois sans t'étonner... « Tu viens maman, on s'en va ? » Tu me fais « oui », à mi-voix. Nous partons sagement.

Le 15 août 1991

Mon beau-frère qui me conduisait à la gare prit un chemin inhabituel qui passait par la rue des Feuillants. Il me montra, à droite en contrebas, une grande maison blanche : « Regardez, dit-il, un établissement qui vient de s'ouvrir pour les malades de A. ». Un vieux monsieur branlant y descendait avec sa canne. Un groupe y ramenait une dame très âgée. Mon beau-frère me regardait de biais, je savais où il voulait en venir. Il s'agissait des 'Glycines blanches'.

Quelques jours plus tard, je décidai de m'y rendre seule. Je pensais : « Tu arriveras un jour ici ma pauvre maman, quand tu seras encore plus mal et que je ne pourrai plus te garder... tu y resteras, et ce sera pour toujours ! ».

Je suis plusieurs fois revenue.
La bâtisse plus grande qu'il n'y paraissait, se continuait derrière dans la descente. Une longue grille était fermée à droite, un mur à gauche cachait probablement un parc dont on voyait dépasser des ramures d'arbres.
Ces gens qui entraient ou sortaient, tapotant les digicodes devaient être des visiteurs.
Un jour je prendrais un rendez-vous, pour prendre contact.

Le 14 septembre 1991

Chez toi, l'autre jour, ouvrant le buffet, le choc ! Derrière les verres, une vieille timbale, noircie et bosselée. Ma vieille timbale, celle d'autrefois. Brave buffet ! Et du coup, je fais l'inventaire du tiroir à couverts et retrouve quoi donc ? Ni grande ni petite, amincie à force d'avoir servi, ma cuiller. Où est la fourchette ? Je ne la vois pas.

Cuiller et timbale, après tout, sont à moi ! T'en parler pour m'en expliquer avec toi serait compliqué pour ta 'pauvre tête'. Comme une voleuse, je les camoufle, les voici dans mon sac.
Ta pauvre tête, maman !

Le 10 septembre 1991

En été, le dîner terminé, tu restais assise à table. Devant toi, la baie vitrée ouverte sur les frondaisons.
C'était le moment de l'énigmatique petit jeu, repérer de minuscules insectes presque invisibles à l'œil nu, infimes têtes d'épingles circulant sur la nappe. Avec l'index, un à un, tu les rassemblais serrés en un groupuscule noir lustré, fourmillant, qui t'amusait.
L'automne, ils n'avaient pas complètement disparu, je laissais la nappe, tu trouvais moyen d'en retrouver !

Tu me disais dans la journée : « Tiens... écoute !... tu les entends les chiens ? » De prime abord, je n'avais rien remarqué. Erreur ! très loin, quelques jappements voilés, par delà les immeubles et les jardins, au-delà de la ligne de chemin de fer. Tu avais fine oreille. Pourtant quand je te parlais, pas une parole, une phrase que tu ne me fisses répéter.

Cette autre manie encore que tu avais ! Assise sur une chaise ou dans le fauteuil, oisive, morosement pensive, sans goût à rien, tu essayais de plisser le devant de ta jupe dans le sens de l'étoffe, au niveau de la cuisse. Tu appuyais et lissais un ou deux plis qui te servaient de poche à camoufler des petites choses que tu avais peur de perdre, un illustré que tu chipais, un objet brillant que tu craignais qu'on te vole. Tâche impossible, rebelle, le tissu se déplissait immanquablement.

Le 27 septembre 1991

En fin d'après-midi de septembre, quand la salle-à-manger s'assombrissait avant que le ciel n'ait perdu sa clarté, à travers la baie vitrée, on voyait les frondaisons se teinter de jaune safran, d'orangé lumineux, de carmin, puis un gris-bleuté s'installait pour devenir lentement la nuit. Aujourd'hui, c'est le changement d'heure.

Je savais que tu aimais ces débuts de soirées. Tu te dirigeais vers la manivelle du store, grand rideau lourd et grinçant.
« On sera bien chez nous... », tu fermais le paysage comme on renvoie un intrus...
Maintenant que j'habitais avec toi, je t'ai arrêtée : « Oh ! non maman, pitié, pas maintenant, laisse ouvert, il n'est que cinq heures, ce serait trop triste !... »
Je pensais : « Moi seule avec toi dans cet enfermement je me sentirais coupée de tout, sur un îlot, exilée.

Tu t'es arrêtée, interdite et m'as regardée sans comprendre. Un store est fait pour être tiré ! Indécise, tu as rembobiné le peu de rideau que tu avais déroulé.
« Tout à l'heure ? », questionnas-tu.
— On verra ! dis-je. Regarde les belles couleurs des arbres...
— C'est vrai, m'as-tu répondu, tu as raison ».

Tu te remis dans le fauteuil, il valait mieux ne rien dire et me laisser faire.
Quand la nuit tomba, je suis allée allumer. Il ne fut plus question du store.

Le 26 novembre 1991

Certains jours, tu ne restais pas en place. Rien ne te retenait, pas même ton fauteuil. Pourtant la pause d'après déjeuner était nécessaire.

Ce jour-là, tu ne supportes ni sieste, ni fauteuil. Je me repose sur mon lit dans le bureau-salon, c'est la troisième fois que tu passes, regardant si j'ouvre l'œil. Aussi, pour t'excuser : « J'ai envie de faire pipi ! ».
En sortant des toilettes, l'énigme ! Le couloir, à droite, à gauche ? Tu t'engages à gauche vers l'entrée, vois la lumière du ciel à travers la baie de la salle-à-manger. Tu t'arrêtes sur le seuil..., un long stop. Tu n'oses pas avancer, tends le cou, examines sans reconnaître. Du regard, tu suis les murs, le plafond, observes les meubles. Oui, ça doit être là. Tu pénètres avec circonspection. Quelques pas. Tu reconnais le fauteuil, le tien. Soulagement.

Je te vis un jour prendre sous le bras la grande coupe en cuivre qui garnissait le milieu de la table de la salle-à-manger, après l'avoir délicatement débarrassée des bricoles qu'elle contenait. Tu te cachais un peu !
« Où vas-tu maman, qu'est-ce que tu comptes faire avec la coupe ?
Tu baissais la tête, maîtresse de toi, mais comme honteuse :
— Faire pipi voyons, ça se devine ! ».

Un autre jour, je découvris l'arrosoir ! dans le recoin du balcon, et sentis une forte odeur d'ammoniac. L'arrosoir était copieusement rempli d'urine saumâtre. C'était quand tu te promenais la nuit.

Fin novembre 1991

L'automne tirait à sa fin. À travers les grandes baies, des bribes de feuilles ocrées tourbillonnaient, les branchages presque dénudés étaient d'un noir mouillé et le ciel gris virait au sombre. Vers cinq heures, tu étais dans ton fauteuil à tourner les pages des journaux et à les amonceler n'importe comment par terre autour de toi. Nous avions pris le thé, tu ne voulais plus jouer à rien.

J'allumais, tu clignais des yeux. C'était noir derrière les vitres. Il faisait bon dans la pièce, tu ne t'occupais pas de moi, tu froissais les pages, comme un bébé, tout allait bien. Longtemps, j'avais pensé que tu me garderais rancune à vie d'habiter avec toi ! Dans la douceur de la pièce éclairée, je n'y pensais plus.

Un soir, on trouvait le temps un peu long. J'étais assise au bout de la grande table. Tu te lèves, te dandines, viens tourner autour de moi, et te redressant, fière d'utiliser ton droit de liberté, tu me susurres en me faisant des yeux doux :
« On ne pourrait pas, maintenant, faire un petit dîner toutes les deux ?
Tu me souriais, et j'aimais que tu me parles gentiment.
— Mais non, pas maintenant, c'est trop tôt ! Il n'est que six heures. Tu sais bien, on attend sept heures et demie, on aura les informations. Attends, je vais aller chercher des petits bonbons... ».
Tu avais du bonheur dans les yeux. Des petits plaisirs de rien devenaient de grands bonheurs.

À l'heure dite, elle sonna. « Je suis Agnès Dutot, je viens pour madame Gabecar ». Je la fis entrer, nous nous assîmes pour parler. Tu étais avec nous.
Sans manières, habillée sobrement, c'était une grande fille toute simple. Inscrite au Service Social de la ville de G., pour demande d'emploi A.D.A.P.A. (Aide-à-Domicile-aux-Personnes-Agées), l'organisme qui m'avait envoyé Françoise Leblanc, on lui avait parlé du cas de madame Gabecar, elle venait se renseigner.
Elle avait auparavant gardé une dame âgée qui perdait la tête, ce n'était pas la maladie de A. Par la suite, elle aimerait faire 'infirmière psychiatrique', un stage ici devait donc l'intéresser.
Au fur et à mesure qu'elle parlait, je l'appréciais, la trouvais équilibrée, pleine de sens pratique, elle posait les bonnes questions, te regardait gentiment et te souriait ! Surtout, elle avait des mains de travailleuse, comme celles d'Héléna jadis à Mareville. Des mains qui avaient fait des vaisselles, des ménages et des lessives.
Je l'imaginais, partageant ma tâche et tenant la maison. Elle aurait ma confiance.

Si elle décidait de venir, il fallait partir d'un bon pied, aussi je lui détaillai les journées ici avec toi. Les rites depuis le petit déjeuner au lit, jusqu'au coucher avec la tasse de lait chaud pour le somnifère. La promenade journalière suivie du thé. Les médicaments et la visite mensuelle du médecin, les courses à faire rapidement, profitant de la présence de l'infirmière, l'agenda-journal-de-bord à tenir.
J'expliquai l'organisation possible de ses horaires qui incluraient quelques nuits, j'insistais sur les repas, à heure fixe, le couvert bien mis, la bonne cuisine chaude. Je racontais comment je m'obligeais à ne pas avoir à me lever au cours du repas pour que tu restes à table sans aller batifoler, comment je veillais à tout, c'était si vite l'anarchie avec toi si l'on n'y prenait garde !

Nous en vînmes à parler de ta souffrance, de tes misères, de ta colère, de tes goûts de simplicité sans coquetteries, de ton indépendance. Agnès buvait mes paroles. Toi, tu ne pipais pas et comprenais qu'elle allait peut-être venir. « Votre maman est une personne intéressante ! me dit elle en attendant l'ascenseur. Je pense que ce travail m'intéressera ».

« Tu crois qu'elle va venir ? » me dis-tu.
Trois jours après, elle était près de toi, je pouvais m'absenter, tranquillement.

Début mars 1992

Le matin tôt, quand je faisais le café, seule dans la cuisine, je regardais par la fenêtre la gardienne de l'immeuble balayer les marches et le trottoir, puis laver au tuyau d'arrosage. C'était une jeune dame besogneuse et bonne. Elle te connaissait bien et m'avait raconté comment, avant ma venue ici, elle t'avait plusieurs fois guidée et dépannée, recueillie sur son canapé quand elle te voyait errer dans la rue sans reconnaître la porte de l'immeuble. Plus que quiconque, elle avait été témoin de l'évolution de ton mal et s'en était souciée.

Maintenant que je demeurais avec toi, elle était rassurée à ton sujet. Elle venait de temps en temps te faire une petite visite. « Alors, madame Gabecar, ça va mieux depuis que votre fille est là ? » Je vous laissais autour de la théière.

Un jour cette madame Lebeau me fit rentrer chez elle et nous nous sommes mises à parler de toi, sujet inépuisable. « Expliquez-moi, disait-elle, vous devez lui en vouloir terriblement à votre maman quand elle est désagréable et vous résiste. Comment faites-vous ? ».

Comment je faisais, je ne le savais pas moi-même. Il n'y a pas de méthode, bien sûr que je lui en voulais, mais justement, j'essayais de m'apprendre à ne pas lui en vouloir. Je m'échappais dans la cuisine, me ressaisir avec mes soupes et mes sauces. « C'est la maladie, lui disais-je, son cerveau est atteint, sa tête se ravage, par moments elle n'en peut plus, alors elle se démonte et s'emporte, elle rage. C'est moi qui écope parce que c'est moi qui suis là, ce n'est pas moi qu'elle vise. Dans sa tête, il y a comme un démon qui la mine, lui mange la mémoire, la déstabilise en la dépouillant. Elle perd ses plumes les unes après le autres. Tout lui est ôté, elle n'a plus rien ».

Je continuais à lui raconter, cela me faisait du bien :
« Moi sa seconde fille, elle a toujours voulu m'aimer, voyez-vous, plus que je ne le voulais et ne le supportais. Comme si elle voulait

m'enrober, et je résistais. Dans la maladie, elle me veut à elle, et comme elle. Je reste moi-même, elle se révolte. Ça passe. Elle a des moments de calme avec des petites attentions, des délicatesses, ça rachète l'aigreur. Tenez, hier elle m'a cueilli une ficaire, c'est une toute petite fleur de la fin de l'hiver. Il y a sept mois, nous l'avons inscrite aux Glycines blanches, rue des Feuillants. Nous attendons qu'une place se libère. J'attends sans impatience, ce moment sera déchirant pour elle et pour la famille ».

Le 20 mai 1992

J'y pensais depuis quelques semaines, il fallait protéger le matelas de ton lit. Un incident indésirable risquait d'arriver...
Si je ne trouvais pas, dans les réserves des placards, une grande alèse, qui peut-être avait servi... j'irais chez le pharmacien.
J'ai cherché et trouvé. Elle avait la grandeur nécessaire, était de bonne qualité, conservée talquée. Comme tu faisais bien les choses.
Les souvenirs défilèrent... la maladie et la mort de papa. Tu l'avais soigné à la maison, il n'était pas passé par l'hôpital.

L'infirmière s'occupait de toi dans la salle de bains. C'était le moment. Agnès et moi, nous avons défait ton lit, retourné le matelas, installé l'alèse, refait le lit, tu n'avais rien vu, et j'espérais que tu ne te rendrais compte de rien... Cette première nuit, tu pourrais sentir le changement, t'intriguer, et tout arracher dans une forte colère ! Rien ne se produisit ! Quelques jours après, l'alèse s'avéra de grande utilité.

Il en fut de même pour ton bon fauteuil dont tu aimais la douceur du velours. On craignait l'imprégnation suivie de l'odeur... J'avais bien essayé de recouvrir le coussin avec des épaisseurs de serviettes repliées, tu les repoussais : « Qui donc a mis cela, mais c'est à ranger, voyons ! ».

Dès que possible, je filai à Paris, métro Pont-Neuf, la Samaritaine, rayon du mobilier, les 'fauteuils pour personnes énurétiques' ? « Bien sûr madame, tenez, en bleu, c'est du 'Skaï', il suffit d'une éponge... En plus, le fauteuil se remonte et s'abaisse, voyez ... En petit chêne massif, solide et joli ! ».

Le 5 juin 1992

Début juin, téléphone des Glycines blanches, la directrice, madame de Lebel. Une chambre venait de se libérer, pour madame Gabecar qui pourrait l'occuper dès le 25 juin.
Émotion ! J'étais perdue, ne savais plus ce que j'avais à faire. Une ronde dans ma tête ! Le 25... le vingt-cinq juin... encore vingt jours, non dix-neuf ! Je prévins mes sœurs, le médecin. Tant qu'on n'avait pas la date, on redoutait... Maintenant, c'était fixé. Trois petites semaines... c'en serait fini d'ici, de ton chez-toi. Tu y resterais là-bas, il ne fallait pas rêver... de plus en plus alourdie de la maladie qui n'irait qu'en empirant.

Je connaissais les Glycines blanches pour y être passée plusieurs fois, outre les premières visites pour l'inscription de ton nom au bas de la liste d'attente. « Il vous faudra attendre longtemps, avait dit madame de Lebel, un an peut-être ».
Les jours qui suivirent, on mit en branle les préparatifs et je m'appliquais à t'en parler... et reparler... de ce départ. Je t'ai dessiné la chambrette qui serait la tienne, avec le lit et la fenêtre ouverte sur les arbres ! « On te soignera maman..., tu seras gâtée..., nous viendrons te voir... ». Tu levais les sourcils, haussais les épaules.
Un soir au coucher, après avoir bu le petit lait chaud rituel, tu m'as regardée gravement comme si tu prenais une décision formelle : « Je n'irai pas, tu sais, là où tu me dis tout le temps avec tes manières, que c'est si bien ! Je ne veux pas y aller. Qu'est-ce que c'est tout ça ? ». Ta voix tremblait de colère.

Agnès, besogneuse et ordonnée préparait. Elle fit le marquage du linge, des vêtements d'été, des vêtements d'hiver. La grosse valise et les deux sacs, ce fut elle : « Votre maman me regarde faire et ne dit rien... », venait-elle me dire. Les papiers à rassembler, les ordonnances, les résultats d'analyses, ce fut moi. Il y eut le transport là-bas de ton petit bureau avec une chaise et ton fauteuil.

Le 25 juin 1992

Il arrivait ce matin du 25 juin. Tu passerais définitivement le seuil de ton bon appartement, prendrais l'ascenseur pour la dernière fois.
L'infirmière du matin arriva de bonne heure. Elle te fit belle et bien habillée. Tu avais demandé tes gants blancs, commenças de les enfiler, les ôtas, les remis avec application et les gardas.
Je repassai dans ma tête les indispensables choses à ne pas oublier, la canne, les lunettes, les appareils dentaires, tes meilleures chaussures confortables... C'était prêt. Nous n'avions plus qu'à attendre.
Nous nous sommes assises toutes les quatre. Toi, Agnès, l'infirmière et moi autour de la table de la salle à manger. Laconiquement, chacune risquait quelques mots, la gorge serrée, mais de quoi pouvait-on parler ? Les coudes posés sur la table, tu agitais tes mains gantées, t'occupant à regarder le manège de tes doigts !... Étranges petites marionnettes qui divertissaient l'ambiance et donnaient à sourire.

Il est onze heures trente, Monique arrive, nous nous embrassons. Agnès se charge de la valise et des deux sacs, Monique te prend le bras. Vous passez le seuil et pénétrez dans l'ascenseur. Il s'enfonce, plus rien. Ton 'chez toi', tu l'oublies déjà.
Je suis rentrée dans l'appartement. J'étais seule. J'ai rangé les quelques affaires qui restaient, fermé le gaz, tiré les stores et le grand rideau du séjour. Lentement... suis partie.

DEUXIÈME PARTIE

La vie s'éclipse

... le dépouillement

Les Glycines blanches
25 juin 1992-25 novembre 1995

« ... une maison où on pourra mieux te soigner, maman.
— Non. Pourquoi me faire ça ?
Ma maman ne me l'aurait pas choisie cette pension-là ! ».

1992

« ... Ah !... pauvre de moi, ma tête, ma pauvre tête... ».

Le 6 juillet 1992

Après m'être présentée à l'accueil des Glycines blanches, je me suis rendue, deuxième étage à droite, dans le service où tu étais. J'ai dit que j'étais ta fille. On t'a cherchée, on t'a trouvée. Tu ne tenais pas en place, disait-on. Je t'ai embrassée. Tu n'as rien manifesté à mon égard, autre chose t'occupait, tu allais et venais dans le couloir entre deux 'unités de vie', la tienne où j'étais et celle d'à côté. Je te voyais affairée, dispersée. La tête me tournait.
J'étais venue pour te voir. Je voyais tes yeux noirs en furie. Je ne comprenais pas ce que tu disais. Tu me parus déboussolée.
Je ne suis pas restée longtemps. Je suis repartie, non pas légère, non pas consolée, ni même rassurée, simplement libérée. Je t'avais vue, tu étais en sécurité, personne ne s'affolait, tu vivais sans moi. Bien !
Je gardais mon courage et ma peine. Le courage pour le chemin nouveau avec toi, la peine parce que j'avais mal que tu aies mal. Nous n'aurions pas voulu pour toi cette vie-là.

Un placement à vie en maison spécialisée s'admet pour les mères des autres. Pas pour sa propre mère. Parce que sa propre mère est unique. Les natures fortes ne se résignent pas. Elles provoquent et elles souffrent. C'est ton cas.

Les Glycines blanches te feront vivre avec ta souffrance et la nôtre.
Le soleil continuera de se lever... ! Tu suivras ton destin !
Nous n'avions pas le choix, nous ne pouvions pas reculer.

Le 7 juillet 1992

Dans ton quartier de G., tu avais ton petit cercle de connaissances et d'amis. Voyant que l'appartement restait fermé, on se doutait que le placement avait eu lieu, et les gens se téléphonaient.
« Allo... Dis-moi, as-tu des nouvelles de Louise Gabecar ?
— Ah ! Louise... ? Oui, j'ai rencontré Monique. Les filles ont dû placer leur maman, c'était devenu trop dur de la garder chez elle. La place était retenue depuis longtemps. Louise est aux Glycines blanches, une maison spécialisée dans l'accueil des malades de A. C'était une décision difficile à prendre. Monique a conduit sa mère lundi matin. Louise ne reviendra plus chez elle ».

14 juillet 1992

La surveillante, une nouvelle que je ne connais pas encore guette mon arrivée pour me dire en souriant, comme en s'excusant, que tu cherches à partir, te sauver, oui, qu'on te retrouve un peu partout mais que c'est normal ici, ils font tous cela les premiers jours, je n'ai pas à m'inquiéter. « On fait bien attention, rajoute-t-elle, il ne peut rien lui arriver ! ».
De loin je t'aperçois, assise seule dans un coin retiré, ton air renfrogné de fille punie pour ton essai d'escapade ! Elles t'ont simplement ramenée et tu n'es pas contente.
Tu es en train de cogiter, de concocter, d'élaborer :

« ... Ah ! j'ai dû me tromper de chemin ! Oui, je suis partie à gauche, et c'était à droite. Je suis sotte, j'aurais dû faire attention quand j'ai tourné. De toute façon, ça s'est très mal organisé.
Ils m'ont reçue gentiment c'est sûr ! Mais ils ont cru qu'ils devaient me garder, je ne comprends pas pourquoi. Mes filles ont peut-être oublié de le dire. Ou bien on ne s'est pas compris.
Ici, ce n'est pas ce que je voulais. J'ai à faire chez moi, ils ne doivent pas le savoir. Il faudrait que je parte maintenant, ça a duré suffisamment.
Je ne sais toujours pas comment je me suis trompée pour trouver la sortie. Il faut que je demande à quelqu'un. Qui ? À qui on demande ici ? Si je pouvais téléphoner ! Je vois un téléphone, là sur le mur, mais je ne sais pas s'il marche.
Je vais commencer à faire poliment mes excuses avant de partir. Sans compter que ça va me coûter cher. Il faudrait que je retrouve mon sac. Je ne sais plus où je l'ai mis. Je ne sais pas si j'aurai assez d'argent. Si on me l'a pris, mon sac, ce sera pour moi un grand malheur !
J'ai parlé à une femme qui venait de mon côté. J'ai dû lui dire : « Madame, s'il vous plaît, auriez-vous vu mon sac ? », elle n'a pas eu l'air de comprendre, je l'ai trouvée drôle, elle ne doit pas être française. Je lui ai dit qu'elle devrait apprendre à mieux parler.
Il y avait un vieux monsieur plus loin. Il cherchait, lui, et il m'a fait remarqué qu'il cherchait toujours. Il n'a rien trouvé. C'est ennuyeux, ici, on ne trouve jamais rien.
Je retournerai voir si la porte est toujours fermée. Je crois savoir où c'est. Il y a toujours un moyen d'avoir une clé. Elle est peut-être simplement dans la serrure. Je ne suis pas encore allée de ce côté-là.

Tiens, je vois une femme là-bas. Elle me regarde. Je crois la connaître. Qu'est-ce qu'elle me veut ? Je crois que je la reconnais, c'est Silou. Elle m'apporte quelque chose. Oui, c'est Silou. Je ne sais pas si elle est vraiment gentille. Pourquoi ? Mais pourquoi n'amène-t-elle pas avec elle ma maman ? Je le lui ai demandé. Elle me répond des choses que je ne comprends pas ».

Le 15 juillet 1992

Vingt jours que tu étais là, dans cette 'pension' où nous t'avions mise, les Glycines blanches, deuxième étage face, le service où ta place était réservée. Maintenant, c'est ta demeure, ta nouvelle vie. Là, tu resteras finir tes jours...

Au sortir de l'ascenseur, le couloir. Large, confortablement moquetté de laine rouge-grenat, un peu sombre si la lumière n'est pas allumée. Tu as ta canne et tu marches... jusqu'à la fenêtre fermée qui donne sur les arbres.

Si tu t'aventures à droite, une voix douce et ferme : « Madame Gabecar, repartez, ce n'est pas votre service ici ! ». Tu reviens, reconnais en passant la porte de l'ascenseur. Tu croises une dame qui semble malheureuse et spontanément l'embrasses, mais tu ne sais pas 'qui c'est'. Tu arrives près de la cuisine où ça sent bon les poireaux qui cuisent et reconnais la salle que tu as déjà vue, celle des fauteuils. Deux dames sont assises.

Tu repars par le couloir (on t'allume la lumière), jusqu'à la fenêtre qui donne sur les arbres, et tu reviens. On ne te dit rien, c'est que tu ne fais rien de mal !

Fatiguée, tu t'assois sur une 'bonne chaise'. Tu vois s'activer la 'femme' qui te commande. Pourquoi te commande-t-elle ?... Et celle qui te fait le 'change', tu t'en serais bien passée. Des gens sont assis, tu ne sais pas ce qu'ils attendent et tu t'en vas... par là 'voir où ça aboutit'. Tu crois être déjà venue, tu reconnais l'ascenseur à gauche. Tu penses qu'on n'a pas répondu nettement à tes questions, tu n'en poses plus ! Si on te parle de 'ta' chambre, tu réponds que, ici, tu n'as pas de chambre et si on range 'ton linge' dans le placard, tu dis que ce placard n'est pas à toi.

On se fait petit à petit aux Glycines blanches, sans pouvoir s'habituer ! Cette jolie maison claire et riante se laisse pourtant aimer malgré son sas d'entrée dont on retient le code. Chacune des fenêtres ne s'ouvre que sur une dizaine de centimètres (on le sait). Les pensionnaires vont et viennent librement à leur rythme. Les visiteurs aussi.

C'est dur d'aller te voir maman. Tu ne te montres jamais sous le même jour, restes rebelle, rancunière, habitée d'une sombre colère profondément terrée en toi ! « À quoi bon... je vois bien qu'on me laisse ici ! ».

Je m'assois près de ta chaise, prépare ma voix la plus douce et la plus naturelle... mais on ne se dit rien... ou si peu ! Quoi dire ? Quoi pouvoir se dire ? Quel sujet aborder ? Quoi oser ? Si je te touche tu fais le hérisson roulé en boule, l'escargot au fond de sa coquille.

Le 16 juillet 1992

Ce devait être le matin, tu étais seule dans la pièce, silencieuse. Tu attendais, en pensant qu'on te faisait vraiment beaucoup attendre et que c'était 'un peu fort' de notre part ! Tes questions, tu les gardais en tête, elles se bousculaient et s'embrouillaient. Tu trouverais des réponses mais tu les oublierais, tu ne saurais plus.
Tu étais sûre que Silou était venue te voir. Tu ne savais plus quand. Où était-elle, Silou ? Qu'est-ce qu'elle attendait pour venir te chercher puisque c'était elle qui s'occupait de toi ? Où couchait-elle ? Tu ne le savais même pas. « Me laisser seule ici quand même ! Et les autres où sont-ils ? ».

Un à un, les gens arrivaient, bougeaient, se rapprochaient lentement de la grande table. La 'femme qui commandait' venait disposer des assiettes et des cuillers, le déjeuner arrivait, un grand faitout avec une louche. Jusqu'ici, tu n'y pensais pas, soudain, ça te rendait contente. La femme remplissait une assiette et la posait devant chacun. Après tout, c'était chaud et bon ! Les gens se tenaient mal à table et on ne leur disait rien. Il y avait 'à faire' dans la tenue ici !

Le 20 juillet 1992

Le lendemain, un beau ciel bleu pour une promenade ! Nous passons l'entrée, je t'emmène par les rues mornes de cette placide et secrète banlieue bourgeoise. Tu es maussade. Comme hier, comme avant-hier, cette promenade manquera de charme !

Gagner le petit square après le rond-point, les trottoirs chaotiques, quelques passants dans les ruelles muettes entre de hauts murs laissant dépasser des frondaisons. Pas de bavardage possible ! Ai-je eu tort de me hasarder si loin ? Le temps me semble long malgré l'éclat du ciel et la douce température ! Nous faisons demi-tour.
C'est alors que tu te fais lourde... ralentis... avances à peine... n'avances plus du tout ! On aperçoit au loin l'entrée des Glycines blanches, il y a un grand bout à parcourir le long de ce muret bas. D'office, tu t'y laisses tomber assise et je m'assois avec toi. Repos, silence, attente... Le soleil descend vers l'Ouest, il fait moins chaud. « Je vais dormir là », dis-tu soudée à la pierre qui garde la chaleur du jour. Tu ne veux pas te lever... fais ta tête de bois, je suis très malheureuse.
Ton humeur revêche, je l'avais bien remarquée, pourquoi donc t'ai-je emmenée jusqu'au square, et pourquoi t'ai-je sortie ? Pourquoi ne pas t'avoir laissée sur ta chaise, rabâchant tes ronchonneries ? C'était mon idée cette promenade dans le quartier... combattre ton inertie !

Une passante s'arrête et s'apitoie :
« Il faut appeler du secours, une ambulance ! » dit-elle.
Je la trouve gênante cette dame.
« Mais non madame, c'est ma mère, laissez-nous, nous regagnons les Glycines blanches, nous nous reposons. Ma mère marche sans mal avec moi, nous avons l'habitude de nous promener ! ».
Toi, tu as pris ton air plaintif, prête à te laisser porter, voiturer, dorloter. Cette dame qui me regardait avec hauteur et reproche te comprenait, elle allait te venir en aide.

Je t'ai caressé le dos, j'ai pris ta main dans la mienne, j'ai retrouvé mon calme, c'est devenu tout gentil entre nous. Nous sommes restées là un bon moment, le soir tombait et j'avais peur que tu prennes froid. Tu t'es décidée la première à regagner les Glycines blanches.

Le 25 juillet 1992

Passant devant ta chambre, je te montre l'écriteau au-dessus de la porte :
« Regarde, c'est écrit 'Louise Gabecar'.
— Je ne sais pas qui c'est, as-tu dit.
— Mais c'est ton nom maman, Louise Gabecar.
— Non ! », as-tu répondu fermement ! et puis tu t'es mise à chercher...
« Mon nom, c'est Louise Miséré, Mi-sé-ré...!
— Louise Miséré, c'est le nom de ta grand-mère.
— Mon nom, c'est Lou-oui-se Mi-sé-ré.
Ne pas te contredire, je n'insiste pas et dis :
« Ta grand-mère maternelle s'appelait madame Miséré ».
Te voilà tremblante, vibratile, pauvre feuille morte dans le vent. Tu me serres le bras.

Nous sommes dans ta chambre et je suis prête à partir :
« Qu'est-ce que tu veux que je t'apporte demain ?
— ... ... Heu ! ... Rien que toi ! ».
Et tandis que je t'embrasse, tu rajoutes en me secouant le bras :
« ... Ta présence ! ».
Deux mots qui m'ont comblée.

Le 28 juillet 1992

À travers les portes-fenêtres, on apercevait les verdures éclairées par le soleil qui donnait toute la journée. « Allez voir le parc », m'avait-on dit. Je me figurais qu'il valait mieux nous promener en ville et je n'avais pas eu le temps.

C'est un agréable lieu de promenade et de repos réservé aux résidents qui s'y rendent seuls à leur gré ou avec leurs visiteurs. Il est clos, totalement clos ! On y accède uniquement de l'intérieur de la maison. Jardin de merveilles, pour résidents captifs...
Une terrasse au centre d'un large espace de verdures et de fleurs ! Un grand ciel avec ses trouées de bleu à travers les nuages.
Le chemin cimenté épouse la pente du terrain, contourne puis longe la maison. À droite, au-delà de la palissade à claire-voie, un verger, puis on pénètre dans un 'p'tit bois' en contrebas. Des chênes vieillots, des surgeons de noisetiers, le marronnier rose immense, le noyer, des frênes, le grand chêne à glands. Il y a des bancs, on entend les ramages et bruissements des feuillages. L'après-midi, les ombres s'avancent.
Plus loin le lierre envahit le sentier qui suit un vieux mur de pierres plates et bute sur une haute façade de glycine blanche. Au loin, se détachant sur le ciel, un rideau de peupliers, le coupe-vent des Glycines blanches.

Le 30 juillet 1992

J'ai trouvé le plus court et meilleur circuit pour venir te voir. Un long temps de métro suivi d'un trajet en bus banlieusard. Mes sœurs ont prévu leur planning. Tu ne seras pas abandonnée, tu auras une visite chaque après-midi, tu peux compter sur nous. Bien que tu ne me fasses pas toujours fête quand je viens, bien que tu me dises que non, tu ne m'attendais pas, je crois comprendre que tu comptes sur nous, tes filles ! Et que pourrais-tu sans nous ? Nos visites t'aideront à supporter ton état ! Une visite quotidienne. J'y tiens.

Ici, aux Glycines blanches, je ne pourrai rester à côté de toi longtemps inactive ! Alors, par tous les temps quoi qu'il se passe, je te sortirai. Nous nous promènerons.

À trois cents mètres, au-delà du rond-point bruyant de voitures tourbillonnantes, il y a un jardin public plutôt vide, mais où, par mégarde, tu as reçu sur la tête le ballon de deux garçons qui jouaient. Rien de grave, mais tu es restée maussade jusqu'au soir !
Le quartier n'est guère agréable, hauts thuyas, murs lépreux, grandes grilles pleines fermées qui cachent maisons et villas, aucun magasin. Nous nous contenterons du jardin de la maison, ce sera plus simple. Nous saurons nous y plaire, il ravissant. Je l'ai visité l'autre jour.

Le 2 août 1992

Les vacances ! pour tout le monde, Monique et son mari partent, les magasins ferment, la ville de G. se vide.
Ne t'inquiète pas maman, la visite quotidienne, tu l'auras, je te le promets, on s'arrangera, on ne te laissera pas.

Aux Glycines blanches, qu'elles soient infirmière, maîtresse de maison, animatrice, aide ou garde, celles qui s'occupent de toi, tu les malmènes et les repousses avec leurs soins et leurs gentillesses. Tu refuses d'être lavée, débarbouillée, habillée... tu te défends, te débats, y vas des poings et des pieds. Tu résistes... Prisonnière frondeuse ! Dans ta tête, toujours les projets de fuite, les idées de vengeance...
Quand je viens, j'ai ton mutisme, ton œil mauvais, ton silence, tes silences. Comme dans l'appartement, « Ah ! je suis folle, je vais mourir, je suis folle ! ». Tu me fais peur, je te prends la main, la caresse, c'est tout ce que je peux faire.

Eh ! puis, tout d'un coup, tu parles. Surprise ? Même si je ne comprends pas, je préfère ça ! T'entendre me rassure. Tu te lances dans un de ces longs monologues de syllabes incohérentes pour moi, qui doivent avoir un sens pour toi, sur un ton de recommandation et de conseil, puis d'organisation. Soudain, tu t'arrêtes, le temps d'un verre d'eau. Puis, d'une façon très compréhensible :
« Mais toi..., toi, tu vas t'en aller tout à l'heure ! ».
C'est dit sur un ton de constat, non de reproche. Un fait bien assimilé, adopté. Je ne m'y attendais pas. Bon ! ça va, tu te fais à ton régime de vie ! Tu te fais à ma présence, tu sais que je ne reste pas, mon départ du soir devient un repère pour toi. Signe que tu commences à t'accoutumer. Ah ! c'est bien !

Le 3 août 1992

On se fait petit à petit aux Glycines blanches, sans pouvoir s'habituer ! Cette jolie maison claire et riante se laisse pourtant aimer malgré son sas d'entrée dont on retient le code.Les pensionnaires vont et viennent librement à leur rythme. Les visiteurs aussi.
C'est dur d'aller te voir maman. Tu ne te montres jamais sous le même jour, restes rebelle, rancunière, habitée d'une sombre colère profondément terrée en toi ! « À quoi bon... je vois bien qu'on me laisse ici ! ».

Je demande les clés de ta chambre à la maîtresse de maison qui est de garde, prends ton gros gilet de laine et reviens vers toi.
« Nous allons faire une petite promenade maman ?
Tu dis « oui », ou « oui tout de suite », ou « si tu veux ! », ou « oh ! non », ou encore, tu t'accroches à ta chaise en me signifiant qu'il n'en est pas question.
Si c'est oui, je te donne le bras et nous partons cahin-caha. Il y a le couloir puis l'ascenseur. Très utilisé, il n'en finit jamais d'arriver. Nous y pénétrons, tu presses le bouton '2' comme tu faisais chez toi, cependant que j'appuie en douce sur le zéro pour le rez-de-chaussée. En général, tu ne vois pas la grande glace du panneau du fond. Cependant, hier, tu m'as dit, effrayée « oh ! il y a quelqu'un ! », c'était toi et tu ne te reconnaissais pas. Pour gagner la rue après le sas, nous attaquons un escalier d'une dizaine de marches en ciment, puis une dure petite montée macadamisée. Enfin le trottoir ! Tu fais tantôt des pas craintifs et apeurés, tantôt, sait-on pourquoi, grands et vigoureux qui te déséquilibrent. Je te retiens.
Pour le moment, j'ai plutôt envie de fuir avec toi !

Le 4 août 1992

De chez moi, sept minutes à pied pour descendre au métro, trente de trajet jusqu'en fin de ligne. L'escalier roulant débouche près de l'arrêt du bus, celui qui passe la Seine pour desservir la banlieue de G. Attendre, sur le trottoir de l'immense rond-point venté de tous côtés. Circulation incessante des voitures, tandis que, naïf dans son coin, un manège coloré égrène sa petite musique rieuse. Le voilà, mon bus, lourd et bruyant !
G., l'ancien village devenu banlieue cossue se cache derrière les hauts murs enlierrés. Je descends, l'ambiance feutrée des Glycines blanches, me happe.

Dans le bus, je fais route parfois avec une coquette et raffinée petite dame très brune aux yeux noirs, déjà aperçue aux Glycines blanches, auprès d'un monsieur, mince et très grand qui peine à marcher, son mari. Elle m'a plusieurs fois remarquée, avec 'une dame âgée', « votre mère n'est-ce pas ? ».

Elle parle... elle parle cette dame, avec un léger accent espagnol. La laisser parler... Elle reprend, toujours la même, l'histoire de ce vieillard 'hors du commun' !
« Pensez donc, dit-elle, nous avions une maison en Espagne, nous y passions tous nos étés... plein d'amis... mon mari, quatre-vingt-cinq ans... le golf... la piscine... le tennis... ses médailles ! Il avait 'une pêche d'enfer'.
Fini cela ! Notre vie brisée ! Le voir dans un tel état d'immobilité et de souffrance... Je viens tous les jours, c'est une grande fatigue. Il ne se bat plus, reste alité dans la chambre. Son désarroi me bouleverse... ».
À la longue, je n'arrive plus à l'écouter, ma dame espagnole ! Elle m'étouffe ! Je m'arrange pour ne plus la rencontrer !

Le 6 août 1992

Tu t'épuisais pour comprendre, t'y retrouver dans les flots d'images qui te passaient en tête ! Toujours la même question s'imposait, ronronnante, étouffante, sans réponse.

« Pourquoi ? Pourquoi suis-je dans cette maison ?
Qu'est-ce que je fais ici ? Comment suis-je venue ici ? J'ai beau chercher, pas moyen de savoir !
Comment se fait-il que j'aie accepté une chose pareille ?
Ce ne sont quand même pas mes propres filles qui l'ont décidé pour moi, leur mère ! Me faire ça ! Quelle idée ! Mais quelle idée ! C'est pourtant moi qui commande et qui décide ! Elles m'auraient punie ? J'aurais pu me défendre, mais elles sont plus fortes que moi ! Ce n'est pas possible qu'elles me laissent là, une chose pareille ne se serait jamais passée avant...
Avant... ? C'était comment avant ? Où c'était ? J'étais pourtant quelque part ? Chez moi ? Je ne vois pas avec qui j'étais ! Que je suis sotte de ne pas me souvenir !
Ici, on ne peut pas dire que ce soit laid, mais ce n'est pas chez moi ! Ça a déjà trop duré, j'ai trop tardé, je vais dire à Solange qu'elle m'emmène ce soir, ce soir même... ».

« Madame Gabecar, vous venez, c'est l'heure du dîner... ». Très gentiment, Marie-Louise te prenait par la main.

Le 10 août 1992

Tu parles volontiers aujourd'hui. Tu me dis des choses étonnantes, dans ta logique... à toi ! Tu pointes du doigt certains patients que tu as remarqués : celui-ci assis, celui-là debout, un autre qui bouge les chaises pour changer de place...
« Qu'est-ce qu'ils font tous ces gens-là, dis-tu, je ne sais pas qui ils sont, il n'y en a pas un qui travaille. Celui-ci là-bas m'a parlé, je n'ai rien compris, je ne sais pas ce qu'il me voulait. Je ne le connais pas, je ne connais personne ici ! ».

Amère, sans illusions, tu me répètes que tu n'as pas la clé : « c'est toi qui l'as, Silou, et tu mens, tu refuses de me le dire ! parce qu'ici, tu fais ce que tu veux, je l'ai bien compris, tu commandes à ton aise. Moi, je suis seule, toute seule... Je n'ai pas mon mot à dire ! Pourquoi m'avez-vous fait ça, à moi ? Oh ! vous n'avez pas à en être fières, ce n'est vraiment pas réussi !
— Mais tu n'es pas malheureuse maman !
— Je ne suis pas malheureuse, mais je ne peux pas dire que je suis heureuse. Vous auriez pu choisir mieux ! Et puis, tu dois le savoir, Silou, quand tu n'es pas là, ça crie... ça se chamaille... Ils feraient mieux d'être chez eux ces gens ! Pourquoi venir ici, je me le demande.
Qu'on me laisse, mais qu'on me laisse tranquille... Non ! toujours quelqu'un qui vous commande ! Moi, je ne veux qu'une chose, la paix... Je ne demande rien. Que ça, la paix !
La nuit, tu ne me croirais pas, on ne vous laisse pas tranquille, on vous réveille... sans vous demander votre avis... Il faut leur obéir...
— On vous fait faire pipi, maman ?
— Ma petite chambre, où je ne dors pas... c'est là que je pense... Et je pense à toi Solange ! Tu as bien changé, tu sais. Tu n'as pas l'air de le savoir, moi je te le dis. Avant, il fallait toujours que tu sois là. Maintenant, on ne sait jamais quand tu es là. Tu vas... Tu viens... tu reviens... Je t'attends, tu n'es pas encore arrivée. Tu ne me dis pas ce que tu fais. On ne peut pas compter sur toi.
Tout de même, ne plus pouvoir compter sur toi, Solange, toi... ! ».

Le 16 août 1992

Quand je viens, je t'apporte une gâterie, une friandise. Je t'aide à la manger. Petit goûter au cours de la promenade. Agréable diversion, bonheur facile qui arrange les choses difficiles.

Au retour, une courte partie de scrabble simplifiée si tu es décidée. Tu y prends goût de moins en moins. Parfois, j'étale devant toi les cartes de la réussite et tu y participes, mais si peu ! Cela non plus ne durera pas.

Tes compagnons de misère, tu les regardes davantage. Tu peux baiser une main au passage, ta façon à toi de manifester que tu perçois bien qu'ils sont démunis et vieux, et perdent un peu la tête. Que tu voudrais faire quelque chose pour eux, mais quoi ? Être bienfaisante et les aider, mais comment ? Si gentilles soient-elles, tes attentions les étonnent ou les surprennent, et tu restes pantoise.
Tu ne te sens pas comme eux. Tu te demandes, tantôt pourquoi ils sont là, tantôt pourquoi tu te trouves là, toi, au milieu d'eux. Où que nous nous rendions dans la maison, quoi que nous fassions, il y en a toujours un, ou deux, ou plusieurs ! Ça t'agace que je leur parle, et qu'ils me parlent, eux, à moi qui suis ta fille à toi. Ta propriété !

Dans le salon-séjour, tu voudrais avant tout « la paix et le silence ». « Ah ! Le silence... », dis-tu, que justement tu ne trouves pas. Et pourquoi l'y trouver ? Ce n'en est pas le lieu. Bavardages, discussions des employés et des soignants, ça te déplaît ! « Qu'ils fassent donc leur travail ! ».
Exclamations, paroles fortes, reproches criards, tu ne supportes pas, ça te désoriente.
Tu regagnes un petit coin, rarement ta chambre, et fermes les yeux, ou tu pars vers les couloirs : « Qu'on me laisse tranquille ! ».
Mais il y a les « changes » ! qui ne te laissent jamais tranquille. La pierre d'achoppement ! Là, rien ne va ! C'est la bagarre. Tu te débats avec les aides-soignantes qui ne sont jamais les mêmes.

Les personnes qui ont en responsabilité la garde des patients, la tenue et l'accueil du service, sont des femmes de cœur et d'autorité. D'un grand bon sens. Je les respecte et les admire. Avec courage, patience et compétence elles remplissent leur tâche. Elles tiennent bon, solides et tranquilles. Elles comprennent quelle femme tu es et comment s'y prendre avec toi. « Votre maman est fière et indépendante ! m'a dit Germaine, je l'ai comprise dès le début. On peut lui permettre quelques petits passe-droits, on sait qu'elle n'en profitera pas car elle est droite et honnête ».

C'est pourquoi je te vois de temps en temps dans la cuisine avec l'une ou l'autre, qui n'aime pas te laisser seule dans le salon-séjour. À croire que tu as su te faire la 'chou-choute' de ces dames qu'on appelle aux Glycines blanches, les 'Maîtresses de maison'.

Le 20 août 1992

Dans le couloir, minaudante et souriante, tu viens à ma rencontre. Ce n'est pas ta silhouette ordinaire, tu te tortilles bizarrement.
« Maman, comment es-tu habillée ? Qu'est-ce qui se se passe ? Ce n'est pas à toi cette jupe !
— Ou-oui ! Dis-tu d'un air satisfait et enjoué. On me l'a mise ». Tu exécutes un demi-tour sur toi-même, ravie de m'impressionner.

C'est une jupe noire portefeuille, de grande marque, en tissu brillant qui se déploie verticalement en trois volants lobés. Certes, elle n'est pas du style qui te convient et tu ne l'aurais pas choisie, mais elle t'amuse et tu joues la rigolote. Ça va, tu as le moral ! Nous rions toutes les deux. J'en parle à Marie-Louise, elle rit. « L'infirmière ne trouvait plus la jupe de votre maman quand elle l'a habillée. Elle était pressée et lui a mis celle-ci. Vous savez, on ne sait plus à qui elle appartenait. Votre maman n'a rien dit, elle était même contente. Regardez, elle rit, comme si elle vous avait joué une farce ! ».
Depuis ces deux mois, j'ai appris qu'aux Glycines blanches, il faut se faire à tout. Maman en robe frou-frou de bal !

Ici, des joies et des peines mêlées de petits riens qui provoquent rire et gaieté pour un instant !
Cette jolie jupe ! Elle a dû appartenir à une belle et grande dame, dont on se souvient, dit Marie-Louise, une patiente, qui n'est plus. Ses enfants, attristés mais émus auraient dit : « Oh ! Gardez ses habits, ça vous servira pour d'autres ».

Le 25 août 1992

Tu te parles à toi-même :

« Tiens ! La 'femme', là, avec ses bijoux et ses cheveux jaunes, elle a l'air de quoi ? Je ne l'ai jamais vue... Je ne sais pas pourquoi elle me parle, ce n'est pas la peine qu'elle se fatigue avec moi !

L'homme là-bas, il est bien, il doit être gentil, mais il répète toujours la même chose, je ne sais pas pourquoi !

Ce soir je pars. C'est décidé. Elles pourront dire tout ce qu'elles voudront ! Je vais aller sortir mes affaires. Il me faut la clé. Si seulement je pouvais partir seule ! Mais comment ? Par où passer ? Quand je demande la sortie, on ne me répond pas, on me renvoie de l'autre côté.

J'aurais dû me souvenir ! Avec mon vieux maître, je travaillais bien, il disait que j'avais une bonne mémoire ! Oh ! oui j'ai beaucoup travaillé, et encore plus à la pension quand je préparais mon brevet supérieur... J'ai été reçue... ma maman en a été si heureuse ! Ce n'est pas elle qui m'aurait laissée ici avec ces gens-là ! Toute seule ! Toute seule ! C'est dur quand même ! Où est-ce que je pourrais l'appeler ? Elle m'aiderait. Nous nous aimions tellement toutes les deux ! Je suis sûre qu'elle viendrait tout de suite si elle savait que je l'appelle... on l'empêche de venir me voir ! ».

Le 28 août 1992

Nous ne nous promenons plus dans les rues de G. Nous nous suffisons du jardin. Nettement ton humeur s'est améliorée.

Nous remontons un peu tard et le petit monde des patients est attablé. C'est déjà servi. De larges assiettées de soupe aux légumes bien épaisse. L'odeur d'un dîner familial. Une douce chaleur.

Je t'installe devant ta soupe à toi qu'Émilie est allée chercher dès qu'elle nous a vues sortir de l'ascenseur. Je t'attache le tablier à bavette derrière le cou (n'importe quelle bavette, tout est mélangé ici !), pousse ta chaise au plus près de la table. Toi prête à dîner, moi prête à partir.
« Oh ! reste encore un peu », me susurres-tu, si gentiment suppliante que me voilà attendrie... Je me rassois.

Émilie qui comprend et observe, en bonne complice apporte un deuxième bol de soupe sur une assiette avec une cuiller qu'elle pose devant moi. « Tenez madame Solange, mangez ça avant de partir ». J'en avais très envie. Ainsi nous mangeons notre soupe ensemble maman et moi, c'est bien bon ! Je te vois heureuse, je le suis aussi. Perspicace Émilie merci ! Elle sait arranger les choses. Ensuite, une quiche chaude. Je la coupe, tu l'engouffres d'un grand appétit en deux bouchées gloutonnes...
Autour de la table, chacun, chacune, concentrés sur son assiette mange avec bruit. On mange avec bonheur aux Glycines blanches. Quand on a fini, on chipe en un rapide tour de main ce qui reste dans l'assiette du voisin. Je ris.

Le 3 septembre 1992

Temps magnifique, grand soleil.
Quittant l'ombre fraîche de la maison, nous avançons dans le jardin où sont prises les bonnes places sous les arbres. Des groupes se promènent. Subitement, tu hésites, t'immobilises, refuses net de continuer, l'inquiétude plein les yeux. Tu as peur ? De quoi ? Je regarde, me retourne, rien d'anormal.
Ah ! je vois... Le découpage bizarre, noir foncé, à terre devant toi ! Un trou ! Un gouffre ! C'est ça qui te fait peur, tu ne comprends pas que c'est ton ombre ! Je te fais vire-volter, l'ombre passe derrière toi. Nous nous remettons à marcher.

Le lendemain, des menaces de pluie. À l'intérieur des Glycines blanches, il fait lourd et chaud.
« On sort quand même maman ?
— Voui, comme tu veux.
— Tu n'as pas peur de la pluie ?
— Il m'en faudrait plus, tu sais ! ».
Les bancs sont libres, le jardin s'est vidé. Quelques grosses gouttes isolées. La pluie se met à tomber dru. Je retire mon anorak, te l'enfile et ouvre grand le parapluie bleu. Nous nous serrons sur le banc, l'une tout près de l'autre à l'abri. C'est un tambourinage assourdissant sur le macadam, sur les feuilles, sur l'arrondi soyeux du parapluie. Le rideau rêche et zébré des grilles d'eau nous enserre ! Nous rions ! Je préfère qu'on ne nous aperçoive pas des fenêtres de la maison. Nous nous serrons, amusées. Tu aimes la pluie maman, étrange et doux moment de complicité qui prend fin lentement. Nous rentrons, un peu mouillées et roses de plaisir.

Le 10 septembre 1992

« La clé... la clé ? tu me l'as bien apportée ? », ainsi tu m'accueilles aujourd'hui. Les clés, ta permanente préoccupation !
« C'est toi qui les as, les clés d'ici. Tu dois me les donner, tu entends ».
Je ne te réponds pas, tu me secoues le bras, tu rajoutes dans une prononciation correcte, avec autorité :
« Tu comprends ça, je te parle des clés. Tu m'écoutes ! C'est important quand même !
— Tu sais que je ne les ai pas.
— Elles sont perdues, alors ! Je ne les trouve plus dans mes poches. On me les a prises, c'est sûr.
— Il ne faut pas t'inquiéter, on les retrouvera...
— Oh ! C'est ce que tu crois ! ».
Tu me regardes avec mépris, un mépris soupçonneux qui clôt la conversation. Tu restes sceptique, sur moi ton mauvais œil, scrutateur. Qu'aurais-je pu te répondre ?

Le 15 septembre 1992

Il est quinze heures quarante, je suis en retard.
Que se passe-t-il dans le salon-séjour ? Ce n'est pas le calme ouaté ordinaire, il y a une atmosphère d'effervescence, quelques patients se sont regroupés, on les sent énervés, agités, ils bougent les chaises... Je fais le tour du regard, où es-tu maman je ne te vois pas ! Dans la cuisinette, des personnes en réunion ! Germaine m'en avait parlé, la réunion institutionnelle de rentrée pour le second étage. Médecins, infirmières, gardes, 'maîtresses de maison', employés soignants.
L'effervescence, c'est à côté. Germaine, assise en retrait, garde l'œil en alerte sur ses impatients enfants sans mère qui attendent le goûter. La sonnerie du téléphone... Qui va répondre ? ... Personne ne se lève... Si, Germaine se décide, décroche, répond à voix basse, tournée vers le mur.

Maman où es-tu passée, je te cherche... La réunion semble se terminer... Je te cherche... Et je te trouve... Au fond là-bas, debout, seulette, appuyée contre le mur, baissant la tête, boudeuse... mais oui, boudeuse ! Tu sembles de fort mauvaise humeur, irritée, impatiente. Tu vas me gifler ? ...
« Maman... qu'est-ce que tu fais ? Je te cherche ! Tu fais la tête ? Ça ne va pas ? ». Ton air de martyre. Celui que tu prenais quand tu ne voulais pas faire comme papa voulait, « air de martyre offensée » disait-il. J'ai envie de rire... Tu es comme une enfant, une mère-enfant !
« Voyons, tu es mécontente parce qu'on te laisse ?... C'est ça... Tu crois qu'on ne s'occupe plus de toi, tu penses que tu es punie ?... Pas de réponse, je continue :
— Allons, ne t'inquiète pas, ils étaient en réunion, en réunion de rentrée, voilà !
— Ha... ha... C'est bien la peine ! Alors ! ... Pendant tout ce temps... ? ? ?
— Oui, pendant tout ce temps, ils ont fait leur réunion. Normal ! Allez c'est fini, ne t'inquiète pas. Viens avec moi, je t'emmène faire notre petite promenade, toutes les deux nous donnant le bras ! ».
De mon pas décidé, je t'entraîne dans le couloir. Rien à faire, tu ne te dérides pas. Je dis :

« Tu n'es pas jalouse quand même ?
Silence, je vois que tu réfléchis :
— La jalousie..., commences-tu... Tu t'arrêtes, dubitative, pensive, j'attends, tu reprends :
La jalousie, c'est le péché du diable ».
Tu nous disais cela quand nous étions petites, tu me le disais à moi surtout, et souvent.

Pourquoi me trouvais-tu jalouse ? 'très jalouse' ? Jalouse de ma sœur aînée qui avait les suffrages de papa. Tu me le disais en reproche, en mépris ! J'essayais de réfléchir et me torturais. Peut-on être maître de sa jalousie ? Je ne voyais pas en quoi j'étais jalouse et comment ? Pourquoi me disais-tu cela ? Mauvais souvenirs !

Le 20 septembre 1992

Promenade dans le jardin, retour dans le petit salon. Je vais chercher notre scrabble dans l'armoire fermée de ta chambre, le dispose sur la table ovale, sors sept lettres à chacune. Tout est calme dans la maison. Sérénité d'aujourd'hui.

« Allez, tu fais un mot maman, à toi de commencer ». Tu sors quatre lettres, je ne t'ai presque pas aidée, je lis « a b r i ». Bravo ! À moi de jouer... Je suis contente, nous continuons, pas trop longtemps car la maîtresse de maison, Marie-Louise, vient te chercher pour dîner. Je vais ranger le scrabble et te retrouve dans la salle de séjour installée à table. « Elle a choisi sa place, me dit Marie-Louise qui fait dîner son monde. Aujourd'hui, c'est calme, elles s'installent comme elles veulent quand c'est possible ».

La bavette en tissu éponge attachée derrière le cou, tu te tiens bien droite, devant l'assiette de soupe épaisse et fumante. Tu t'y mets sans attendre et sans hâte, te servant de la grande cuiller, avec des gestes lents, presque adroits. Tu es attentive à manger, toute à ton repas. Je te regarde, reste là un moment, tu ne me vois plus. Je te dis au revoir sans te déranger, t'embrasse sans que tu t'y prêtes, tu ne sais plus que je suis là. Tu gardes un air conforme, non pas pas résigné mais docile. Ça semble bon.

Le 25 septembre 1992

Dans le salon-séjour, quelques patients assis.
« On s'assoit là avec eux maman ? ».
Tu fais la moue, tu n'en as pas envie.
Hop ! Demi-tour pour, cahin, caha, un quatrième aller et retour dans le couloir et six minutes plus tard nous retrouvons l'entrée du salon-séjour. Tu as changé d'idée, tu y pénètres d'un pas décidé visant tout au fond l'unique chaise vide.

Le petit monde a rappliqué, tes compagnons de misère, tu ne les fuis pas, mais tu fais celle qui n'est pas de leur bord. Tu ne t'assimiles pas à eux et feins de les ignorer... Pourtant tu leur voues une grande compassion.

C'est vrai qu'ils sont bizarres et peu avenants. Chacun engourdi ou précipité, emboîté en lui-même, avec sa façon propre d'être à soi, ses manies, ses tics ! En perpétuel monologue... Tes compagnons de route.

Marie-Louise arrive avec ses jus de fruits et ses petits gâteaux, elle distribue, verse à boire. Dès qu'il s'agit de nourriture, les yeux brillent, chacun salive !

J'aide Marie-Louise, remplis les verres, repasse les petits gâteaux. Un petit mot pour l'un ou l'autre, je caresse quelques dos, ramasse, essuie, regarde, m'apprends à mieux les connaître.
Toi maman, tu me regardes sans aménité. Ce que je fais là ne te plaît pas, mais pas du tout. « Mais de quoi se mêle-t-elle ? ». Je ne suis plus à toi mais aux autres et ça ne te va pas.

Le 2 octobre 1992

Nous nous promenons et je te parle de ‘tante Ninette’.
« Oui, tante Ninette ! Tu t’en souviens ? ».
Tu as sursauté. Je t’explique :
« Tante Ninette, Ninette, pour toi, ta belle-sœur. Tu l’as connue jeune et jolie au bras de ton petit frère… ».
Tu éclates d’un rire bizarre qui se prolonge, accentué et saccadé qui n’est pas ton rire habituel et tu t’exclames en te moquant :
« Oh ! Elle doit être vieille, si vieille… Très vieille… Oh ! Très, très vieille ! », et tu continues de rire, d’une hilarité presque vulgaire, ironique. Pourquoi ? Te la représentes-tu fée carabosse ? Tu n’abandonnes pas le sujet et me questionnes :
« Il y a si longtemps… Elle vit seule ?
— Elle n’est pas si vieille, elle n’a que quatre-vingts ans.
— Ah ! Bon ! »

Tu es déçue, inquiète, songeuse. Tu reprends :
« Alors, tu crois que je suis plus vieille qu’elle ?
— Toi maman, tu as quatre-vingt-neuf ans et demi, bientôt quatre-vingt-dix. Elle est plus jeune que toi ».
Tu t’étonnes et doutes. Surtout, tu t’attendris, cessant de rire :
« C’est vrai ?… Ça alors !… Oh ! Je ne savais pas…
— Tu te sens encore jeune hein ! maman ?
— Eh ! bien !… Oui !… Et… pourquoi pas ? », te redressant, raffermissant ton pas, allante, rajeunie, prête à tout.
Dans ta tête sautille l’image double, tante Ninette jeune, tante Ninette vieille. Tu ne comprends pas.

Le 10 octobre 1992

Nous sommes toutes deux installées dehors dans les fauteuils du jardin, autour de la table blanche. Doux soleil d'octobre aux rayons dorés.

« C'est Émilienne qui viendra te voir dimanche et lundi maman.
— Pas toi ? Pourquoi ? Tu prends ton œil noir !
— Je vais aller quelques jours à Sableport, vois-tu.
— Et pourquoi ? dis-tu mécontente.
— Je vais me reposer ! maman... Tu sais j'en ai besoin.
— Ah! Bon!... Peuh ... ». Un silence lourd, dénigrant.
Soudain tu demandes :
« Qui c'est Émilienne ?
— Émilienne, c'est ta quatrième fille.
— Ah ! Bon (petit silence...). Dis-moi, qui c'est Suzanne ?
— Suzanne C. ? C'est ta cousine germaine, c'est aussi la marraine d'Émilienne. Tu t'en souviens ?
— Euh! ... »

C'était juste avant la guerre, Suzanne C., avant que ton papa Léon ait été mobilisé et que toi, grande fille avant l'âge, par la force des choses tu soutiennes ta maman. J'ai une vieille photo qui vous représente, je te la montrerai. Je me force à parler lentement, j'articule, bienveillante :
« Suzanne C. était la fille de Berthe et Arthur C., tu vois qui ?
Studieusement, tu cherches, remontes à tes sources.
— Ah ! Oui... Je crois que je m'en souviens. Oui ! Elle était belle et gentille, mon modèle de petite-fille ! ».
Tu t'animes, tes mots se bousculent, tu es contente et je te presse :
« Raconte maman, raconte...
— Mais j'étais petite, très petite... Un jour j'étais allée la voir avec mes parents chez ses parents à Paris... Un si beau voyage... ».
Tu racontes, toute excitée ! Ce récit je l'entendais à Mareville quand j'avais six ans. Tu racontes le train, le taxi, Paris, l'arrivée chez les C., les beaux jouets de Suzanne, la petite fille unique gâtée. Je sais tout ça et je connais Suzanne. J'ai du plaisir à t'entendre parler d'elle.

Tu deviens nostalgique et me demandes :
« Mais où sont-ils ?... C'étaient de si braves gens ! Oh ! tu es gentille toi de t'en souvenir ».

J'ai donc, un moment, allumé ta nuit ! Tu manifestes ton émotion, me secoues vigoureusement le bras ! Tu continues en phrases hachées de mots précipités ou martelés. Tu redis :
« Ah ! Ah ! Je me souviens... Je me souviens, oui, oui, c'est ça !... Gauchement tu m'embrasses. Tu m'embrasses, maman ! Mon petit Silou, c'est du bonheur ! ».

Je viens de cueillir cette fleur de bonheur aux Glycines blanches ! Je la garde précieusement.

Le 13 octobre 1992

Tu baves... la salive qui file... tu cherches à la rattraper et t'essuies avec ta manche !
Attends, arrêtons-nous... j'ai un kleenex dans ma poche et le déplie pour essuyer ton nez, tes lèvres, ton menton. Non, tu le veux dans la bouche pour le manger... « Laisse-moi faire, voyons, c'est du papier, ça ne se mange pas ! ». Voilà, plus de bave, et le kleenex, dans la poubelle verte du jardin.
Dans les salons et salles à manger des Glycines blanches, on ne trouve rien à portée de main, tout se met à la bouche ! Tout se mange ! C'est la maladie de A. ! C'est pourquoi rien ne traîne ! Ni mouchoir, ni serviette, ni bouquet de fleurs fraîches, ni bibelot...

Ouvre la bouche maman !
J'ai vu. Si tu baves, c'est que tu n'as plus tes dentiers... Évidence ! Un ennui de plus !
Nous verrons la question en remontant, avec Marie-Louise, elle saura me répondre.

Promenade. Halte sur le banc pour goûter. Un chocolat liégeois ! Tes yeux brillent, tu aimes ce moment de surprise..., je traîne à sortir les deux assiettes en carton vert, les serviettes en papier, les petites cuillers. Je retire les rondelles argentées des deux pots de crème. Tu frétilles comme un bébé :
« Oh ! c'est bon ça ! », répètes-tu en t'agitant, ouvrant d'avance la bouche pour la première cuillerée qui tarde ! Vite la seconde... le pot vide… déjà !

Rangement de notre dînette conviviale. Minutes précieuses du rite instauré, une grâce que je happe au passage. La promenade reprend. Régulière et monotone, nos pas accordés sur le même rythme. Tout va bien. Temps doux. Six fois l'aller et retour de la grande allée. Nous remontons. Je te laisse dans le coin-salon pour aller parler de dentiers avec Marie-Louise.
« Ses dentiers, me dit-elle, on en a justement parlé hier soir ! Allez

voir au bureau en bas, 'ils' vont vous les retrouver. Vous savez, les dentiers de nos personnes âgées ! ... Que voulez-vous qu'on fasse, ça les agace, elles les jettent par les fenêtres entr'ouvertes, ou dans les toilettes... ».
Je descendis 'au bureau en bas'.
« Je vais vous faire voir ce que j'ai... », me dit la secrétaire de l'accueil. Elle partit un instant pour revenir avec un coffret rectangulaire qu'elle ouvrit en souriant :
« Si vous pouvez les reconnaître... », dit-elle.
Je vis le spectacle très bizarre d'une trentaine de dentiers, quenottes et dents blanchâtres plantées dans des voûtes multiformes de plastique rosé. Vision peu banale !

Je n'ai pas insisté, à quoi bon ? Tu les aurais à nouveau jetés.
Rideau donc, sur ces miséreux restes ! Tu resteras sans dentier. En fait, cela ne semble guère te gêner. C'est nous qui sommes gênées !

Le 16 octobre 1992

Le salon-séjour, tu es assise, raide et sombre. Sans attendre, tu me dis que tu es pressée, tu insistes, 'très pressée' ! J'approche une chaise, tu es tendue, stressée...
« Pourquoi es-tu pressée comme ça maman ?
— Je suis pressée de sortir d'ici, c'est urgent, tu m'entends, urgent ! réponds-tu sur un ton autoritaire.
— Sortir d'ici, mais qu'est-ce que tu veux faire ?
— Sortir d'ici, oui, sor-tir d'i-ci ! C'est simple, tu ne comprends donc pas ? Depuis le temps que je t'attends et que tu n'arrives pas ! Il faut nous dépêcher... Il faut en profiter quand elles ne sont pas là !
— Qui ? Elles ?
— Les gardiennes voyons. Il ne faut pas qu'elles soient là ! Je te le dis, je te le dis..., je t'attendais pour ça ! ».
Tu appuies sur tes mots. Tu te lèves et insistante, tu répètes encore « je-te-le-dis ». Tu bous, tu trépignes. Tu tapes tes poings sur tes genoux !
Nous ne bougeons pas ! Ahurie, je me tais, tu ne dis plus rien, mais ta colère est violente. Je reprends, sévère mais décidée :
« Maman, écoute-moi bien... Si je suis venue, c'est pour t'accompagner dans le jardin et non pour autre chose. Allons, viens... ».
Alors je me rapproche de toi et affectueusement prenant une voix douce je te parle lentement en te caressant l'épaule :
« Tu ne sais plus marcher maman ? Tu ne veux pas venir ? Tu me fais la tête ! Les deux ? Allez... Viens ! Tu viens... »

Soudain, d'imperceptibles mouvements dans tes épaules. La droite se hausse puis la gauche ! Que vas-tu faire ? Ton vieil orgueil ? Tu me nargues ? Tu gémis, doucement comme une enfant, et tu appelles au secours :
« Je vais tomber, je vais tomber !
— Chut ... Chut ... Non, non... tu ne vas pas tomber. Appuie-toi bien sur moi, oui ... comme ça ! ».

J'ai eu ma bonne voix, tu bouges un pied, puis l'autre... un très petit 'pas-à-pas' sur la moquette laineuse. Tu t'appuies sur moi ! Me brises le bras mais lentement, nous avançons et enfilons le couloir pour nous retrouver devant l'ascenseur qui s'ouvre, laissant passer une jolie dame. Elle te dit aimablement : « Bonjour madame Gabecar ! ». Lèvres serrées, tu ne réponds pas, tu fixes le bouton de l'ascenseur, cette petite chose magique, y avances le doigt, toc, le déclic, nous descendons... Changement d'univers, tu desserres ton étreinte et te dégages de moi. Instinctivement, retrouvant l'habitude, tu te diriges, marchant normalement comme une grande, prenant à gauche, le chemin du jardin. L'orage est passé.

Le 19 octobre 1992

Le jardin des Glycines blanches ! Aujourd'hui, le ciel, les fleurs, les arrondis vert cru des pelouses tondues de frais. Nature de silence, pas de corbeaux criards, rien, ni merle ni chat. Tes petits pas courts et maladroits près de moi. Pas tout à fait dociles ni réguliers ! Tu marches. Tu as retrouvé la mobilité de ton corps. On est ensemble maman, tout va bien.

On m'a dit que les malades de A., un jour, ne marchent plus, parce qu'ils ne savent plus marcher. Est-ce vrai ? Un jour maman, tu ne sauras plus marcher... Un jour, tu ne sauras plus parler... Un jour ! N'y pensons pas, à chaque jour suffit sa peine.

Nous sommes seules, il est tard, je vais repartir. Restons quand même encore un petit peu toutes les deux. Tu n'as pas froid ?

Tu m'avais dit il y a quelques jours : « Tu sais, cette pension où vous m'avez mise, ce n'est vraiment pas ça. J'aimais beaucoup mieux celle d'avant, celle où m'avait mise ma petite maman. Vous ne l'avez donc pas retrouvée cette pension-là ? ».

Le 22 octobre 1992

Bientôt quatre mois que tu es aux Glycines blanches. ici, comme partout, le temps passe.

Je te vois de profil et tu ne le sais pas. Assise, les avant-bras serrés l'un sur l'autre, les jambes croisées le dos droit sans appui, immobile. La ligne gracieuse du maxillaire qui remonte vers le lobe de l'oreille, la courbe élégante de la nuque et du cou, tes cheveux argentés frisottants, quelques fils indisciplinés échappés du petit chignon haut.
Je m'approche... tes yeux farouches ! ceux d'un animal contraint, pris au piège. Je reste sans parler, sans bouger, ne pas te provoquer !
Tu romps le silence, nerveuse : « Tu devrais pourtant savoir. Tu devrais comprendre ! ».
Quoi ? Je ne sais pas, je ne dis rien, ne bouge pas. Quelques minutes et tu reprends :
« Tu vas rester dîner ici, je le veux ! ».
Sujet de contestation. Tu es têtue maman. Je réponds avec agacement ! « Tu sais que non. Ici je n'ai pas de chambre pour dormir, je te l'ai déjà dit. C'est comme ça, je pars... ».
Tu soulèves la main, une main molle et désespérée comme avec papa quand tu voulais lui imposer ton désaccord. Je me lève et t'embrasse sur le front. Rien ne bouge de ton visage, tu ne cilles pas. Tu me boudes.

Le 23 octobre 1992

Les habitants de G. qui te connaissent me posent la même question : « Elle s'y fait votre maman à sa nouvelle vie ?
— C'est dur pour elle !
— Vous croyez qu'elle va s'habituer ?
— Nous n'avions pas le choix, que voulez-vous !
Hochements de tête. Ces gens, à notre place, qu'auraient-ils fait ?
Depuis des semaines, je voulais que nous reparlions ensemble, toi et moi, de ce changement de vie que nous venions de t'imposer.
Ce fut hier, pendant notre promenade train-train au jardin. Nous n'avions rien à nous dire et tu marchais tout bonnement, c'était peut-être le moment ! J'ai tenté quelques paroles coupées de silence :
« Dis maman, c'est une maison spéciale ici !... Cette maison, c'est nous tes filles qui l'avons choisie, ... Pour que tu viennes y vivre... À cause de la maladie... ».
Tu es surprise, ton visage se creuse. Nous nous asseyons. Tu restes aux aguets. Je continue, appuyant mes mots, tu écoutes, anxieuse :
— Tu as une petite chambre ici...
— Vou... i.
— Tu déjeunes, tu dînes... Ce sont des bons repas...
— Vou... i. Oui... Oui... Ou...i, approuves-tu, en alerte, curieusement méfiante ?
Je continue avec précaution, circonspection même, pensant que je n'aurais pas dû entamer le sujet et que je me fourvoie...
— Maman, tu habites ici, maintenant.
— Meuheu eu ! eu !
— C'est une belle maison ! ». Je lève les yeux sur les étages, les balconnets, les toits. J'énumère le confort... Tu as pris un air désapprobateur, je n'ose dire plus ! Je sens bien que tu n'acquiesces rien. Tu ne sais pas me dire : « Parle, parle toujours... Ah ! ça te va bien de parler ainsi ! Ce qui me tient à cœur, je te le dirai le moment venu ! ».
Tu serres les lèvres, contestant et t'opposant intérieurement comme si tu me disais : « Confortable ici, peut-être ! Pour moi, l'horreur ! Je ne resterai pas là, sache-le ! ».
J'aurais voulu parler de la maladie de A. Il n'en est plus question et à quoi bon ? Le fait que tu en sois atteinte te rend incapable d'en saisir les effets. En dire quoi ? Que tu n'es plus toi-même ? Tu nous le dis depuis quinze ans.

D'ailleurs, tu ne m'écoutes plus, mes paroles tombent dans le vide. Une seule chose compte pour toi, tu t'empresses de le dire farouchement :
« Je n'ai pas la clé ».
Tu es persuadée que je détiens cette clé fantôme parce que parfois, tu me prends pour la directrice de la maison. Tes yeux sont mauvais, tu es dans une grande colère.

Le ciel qui a blanchi devient rose vers l'Ouest.
Nous nous taisons. Moi, pensive, je sors petits biscuits et yaourts.

Le 27 octobre 1992

Sortant de l'ascenseur, je te vois... à gauche, dans le petit salon au bout du couloir. Qu'est-ce que tu fais là ? Assise toute seule, tu fronces les sourcils, raide, tendue. Moment épineux et noir, calmons-nous. Je m'assois près de toi sans parler. Souhaites-tu que je sois là ? Fais-tu exprès de m'ignorer ? « Je suis folle, je suis folle ! ! » cries-tu sourdement dans une colère rentrée, me prenant le bras et le secouant très fort ! Tes brutalités, je les connais, j'ai des bleus sur les bras.
Tu continues : « Je suis folle... » et répètes comme si je n'entendais pas.

J'entendais cela presque chaque jour dans ton appartement de G., c'était un cri d'appel et tu me disais qu'il fallait te parler quand ta tête se brouillait, que j'étais là pour ça !

Je soupire : « Non... maman, tu n'es pas folle, c'est faux, tu perds ta mémoire... Bah !... ce n'est pas si grave... la belle affaire ! Allez, ne dis plus que tu es folle... ».
Rien à faire, tu recommences : « ... folle, folle, je te le dis, folle ! Tu ne sais pas ce que c'est, toi ! », et comme tu me secoues à nouveau, j'attrape ton bras, le maîtrise, le balance, le berce au rythme de tes paroles qui finissent par faiblir. Je murmure puis chantonne : « ... non... non... non... non ! », en cadence, comme un berceuse, ça devient ronronnement, chantonnement, un jeu accompagné d'un affectueux tapotement, qui s'achève de lui-même parce que tu t'es tue.
Tu t'es tue ! Tu me laisses t'adoucir ou t'engourdir, te consoler. Te rassurer.
Tu ne sembles plus en colère, je me lève, me place face à toi. Tu me regardes, me scrutes comme un bon chien en attente ! Au coin de ton œil interrogateur, une subite lueur ?... J'y vois un soupçon de malice, malice coquine qui te détend le visage. Preuve que tu n'es pas folle maman, seulement étrange et bizarre ! Ça va vite avec toi ! Ne restons pas là, aérons-nous !
Le temps de t'emmailloter chaudement, bras dessus, bras dessous, la canne en plus, nous sommes au jardin. Personne, rien que nous deux.

Le 28 octobre 1992

Assise dans le fauteuil de la chambre. Laconique et lointaine, apathique, sombre... Qu'est-ce qui ne va pas ? Non, tu ne veux pas sortir, tout à l'heure, on verra... ! ... Meuh... vou...i, tu veux bien faire une réussite... pour me faire plaisir... Tu ne veux pas dormir... Oui... tu as des soucis, oui... beaucoup !

Sans me presser, j'avance la petite table, étale les cartes et commence à jouer, seule, monologuant à mi-voix.
Au bout d'un moment, tu t'y mets, sans t'y mettre vraiment. Tu regardes et te penches vers le jeu. De ton index qui tremblote, tu pointes une carte, celle qui convient, c'est bien ! en bouges une autre, puis veux en retirer une autre, puis une troisième, et tu brouilles tout. Tu essaies de m'expliquer, tu veux raconter. Des mots hésitants, un jargon pas possible... tu vois que je ne comprends pas, tu penses que je le fais exprès, tu te fermes. Je range les cartes.
Tu rouvre les yeux pour te prendre la tête dans les mains. Tes yeux sont rouges, tu renifles :
« Tu as pleuré maman ?
— Je ne sais pas », réponds-tu d'une voix douce mais lasse... si lasse !

Le 30 octobre 1992

Au jardin, l'été se prolonge. Douceur de l'air, lumière cuivrée. Nous gagnons le jardin. Tu es affairée, préoccupée, bizarrement nerveuse. Rester calme.
« Tu mijotes quelque chose, maman... Quoi ?... Dis-moi ce qu'il y a, je peux savoir ?
— ... Vou... Voui ! Voui... ! ! ! ». C'est un oui craintif et timoré... gêné ! Je soupire et me tais. Ne pas te bousculer.
« Voui, oui... », reprends-tu, comme une petite fille qui a peur d'être punie ou qui doute que la permission lui soit refusée. Puis, fermement, sur un ton d'espoir assuré, tu répètes : « Oui, oui ! ». Un oui têtu qui te donne un élan de courage ! Je devine, ton idée fixe, j'ai compris !

Tu trembles un peu. Je rapproche mon fauteuil du tien, nous sommes assises genou contre genou. Ton regard noir me scrute, je le supporte... (moi qui ne pouvais te regarder en face autrefois !). Entre nous deux, ta 'fronde' du mois dernier... je me doutais bien qu'elle ne te lâcherait pas. Tu as peur, tu sais que je ne t'approuve pas.
Ta bouche se resserre en 'cul de poule' et ton menton fripé fait des ronds comme un manège. Rivés aux miens, tes yeux sont suppliants. Tu veux parler. Je t'encourage, tu vas raconter, non, c'est trop difficile ! Oui, tu te décides...
« Allez, raconte-moi doucement... ».

Tu ouvres grand la bouche comme chez ton dentiste, halètes, la refermes, l'ouvres à nouveau, refermes et recommences. Sur ton front plissé des gouttelettes de sueur. La parole vient du fond du gosier. Tu essaies des mouvements dans ton arrière-gorge. C'est douloureux de voir ces grands efforts que tu fais :
« Doucement maman, tout doucement, tu vas y arriver... Lentement ! calme-toi... ».
Le fait de reculer mon fauteuil te met plus à l'aise.
Tu soulèves les côtes et soupires, ouvres à nouveau la bouche, d'où sortent les syllabes gutturales de bribes de mots ! Je les reconnais tes mots familiers : 'aboutir', 'en finir', 'sans attendre'... Puis tu

poursuis : « ... ouvrir la porte... à ces pauvres femmes..., mais, avec toi, tu entends, toi avec elles ! Toi là ! Toi là ! ».
Ta main scande les mots en tapant sur la table du jardin. Tu es formelle.
« ... toi, là !... toi, la !... ».
Libérée d'avoir parlé, tu restes intimidée, entreprends de te lever, te rassois en raison de tes gestes désordonnés, attends que je réponde ! ... rajoutes d'un air désolé : « Ah ! ces pauvres femmes, tu sais bien, toi, qu'il faut faire quelque chose... Il faudrait... Ah ! je n'y arrive pas... Toi, tu m'entends... que-tu-sois-là,-toi ! ». Tu t'es levée, m'agrippes et me secoues.

Je te réponds : « Je ne t'abandonnerai pas maman, je suis Silou, ton 'petit Silou', près de toi. Écoute-moi, laisse tout ça, laisse tout ça, je ne te suivrai pas, tu le sais, laisse ».

Nous sommes toujours assises, tu ne dis plus rien, oscilles la tête. De ton œil droit une grosse larme coule sur ta joue pâle.

Le 3 novembre 1992

Aujourd'hui encore, je te cherche comme hier. Où es-tu ? ...
Pas dans le séjour, pas dans le petit salon du fond, ni dans l'autre, pas dans la cuisine (il t'arrive maman d'aller faire un tour à la cuisine quand tu as la faveur des dames). Je tombe sur Marie-Louise qui n'est pas de bonne humeur :
« Cherchez-la, je ne sais pas où elle est, elle n'est pas loin ! »

Dans le couloir côté rue, une porte de chambre entr'ouverte, je risque un œil. Eh ! oui, tu es là sagement assise sur le lit de monsieur A., le monsieur 'distingué' que tu aimes bien. Où est-il ?
« Ce n'est pas ta chambre maman, qu'est-ce que tu fais ? Je t'entraîne dans le couloir.
— Il faut que je reste là, dis-tu, si tu savais ce qui se passe ici... Tu ne le devines pas, toi ! ».
Tu fais la scandalisée, ta voix, tes gestes d'indignation ! Tu t'acharnes dans une longue explication sonore, débitant ta colère par à-coups saccadés, brutaux, te perdant dans les mots. Pâteux charabia inintelligible mais dont *grosso modo* je saisis le sens, tu veux fuir.

Par la main, je te mène au fauteuil de ta chambrette et ferme la porte. Ici nous sommes seules. Goûtons d'abord, nous verrons après. Je range la chambre, nous goûtons, je dis :
« On est bien nous deux ? (silence). À qui tu en veux maman ? aux gens d'ici ? Tu aimes tout le monde toi ! ». Silence... La hargne te quitte doucement, tu me fixes, je soutiens ton regard : « Laisse tomber, ce ne sont pas tes affaires, tu n'y peux rien ! ».
Ton émotion ne t'étrangle plus, tu parles mieux : « Tu vois..., ce que je demande, c'est que chacune ici fasse son travail simplement... sans crier comme elles font sur l'une sur l'autre, à droite et à gauche !... »..
Mine de rien, en fermant les yeux dans ton petit coin, tu sais voir et juger, et tu vois clair !

Comment t'expliquer qu'avec le temps, le travail ne s'organise plus comme autrefois, qu'ici ce n'est pas la ferme de Mareville où papa et toi gouverniez en maîtres vos ouvriers agricoles et vos employés. Ici, les voix fortes et colorées résonnent... Ces dames ont besoin de discuter pour s'organiser, établir leurs présences, leurs horaires, leurs remplacements, leurs congés. Et aussi les consensus à faire pour s'entr'aider. Elles haussent la voix, ça t'offusque de les entendre se chamailler ! Cela se passe le plus souvent dans la cuisine, et tu as l'oreille fine !

Tu lorgnes le fond du couloir pour me voir arriver... et tu ‘mahonnes’ parce que tu es mécontente de moi, on s’est mal quittées hier soir.
Je devine ce que tu voudrais me dire, mais tu n’oseras pas, ce serait trop difficile pour toi de formuler. Tu me disais souvent jadis que toi et moi, nous « pensions pareil » ! C'était ce que tu aurais voulu et aimé ... Cela m’agaçait beaucoup, je refusais, je ne voulais pas être toi !
Aujourd’hui, la colère te gonfle. Amour et haine sont de pair, la haine l’emporte, tu me détestes. Si tu pouvais exprimer ce que tu ressens, tu me dirais :

« Je crois que tu es Silou, mais je n’en suis pas sûre ! Qu’est-ce que tu viens faire ici, tu n’as donc rien à faire ! Venir me voir ! je n’en ai pas besoin ! Je ne sais pas où je suis, à quoi ça te sert de venir ? laisse-moi tranquille. Je veux la paix !..., tu le sais. L’ai-je assez désirée, la paix ! Tu vas partir tout à l’heure ?... En faisant la grande dame encore... Tu iras parler aux autres, de ceci et de cela... et patati et patata, sourire à droite, sourire à gauche... et tu me laisseras !

Tu pourrais, pour me faire plaisir, dîner là et coucher là, tu ne le fais pas. C’est ton idée de me laisser seule. C’est dur quand même... ! Tu t’es liguée avec les autres contre moi, je le sais. Mais pourquoi me faites-vous ça ? Pourquoi me laissez-vous ici alors que vous savez que je ne suis pas d’ici ? Oh !... Tout me fatigue ! Qu’on me laisse tranquille, complètement tranquille... et qu’on ne vienne plus dans ma chambre pour me dire sur un ton sucré : « Allez madame Gabecar, on va s’occuper de vous pour le... ? ? » Comment disent-elles, celles qui travaillent ? Le... ? Ah !... je ne sais plus ! Elles me lavent... elles me touchent... elles s’en permettent... sans ma permission, et ça, je ne le veux plus ! Mais elles le feront de force. Oh ! que je suis fatiguée... ! »;

Tu t’es mise sur ton lit. Tu ne disais rien. Tu étais fatiguée. Je suis restée un moment et suis partie. Tu continuais à te parler toi-même, tout bas, tout haut, fronçant les sourcils... les pensées te tournaient dans la tête.

Le 12 novembre 1992

Par temps maussade, nous allons nous assoir au petit coin-salon près de la fenêtre du fond du couloir. À travers les vitres, les frondaisons des arbres sont dénudées, la nuit va tomber, j'allume le lampadaire. Au mur, quatre jolis sous-verres de reproductions connues, deux à droite et deux à gauche, du genre de ceux qui ornent les pièces et les couloirs des quatre étages. Bateaux, natures mortes, paysages, portraits, des œuvres impressionnistes choisies pour leur gaieté et leur douceur. Quand tu es d'esprit serein, j'aime te les faire admirer.

Un jour ainsi, je t'avais montré celui de Marie Laurecin, 'La dame au chapeau cloche'. Tu avais pouffé de rire : « Oh ! Tante Charlotte ! », tu y voyais ta vieille tante, coquette parisienne des années 30. J'y voyais plutôt ma grand-mère.
Hier, tu as regardé longuement le tableau mieux éclairé, t'es retournée vers moi, larme à l'œil, pour me dire : « Mais, c'est ma petite maman... Comme elle est belle ! ». Tu restais en contemplation. Ta petite maman, donc, cette jolie dame à l'œil pétillant, coiffée du chapeau noir qui cache à moitié le visage. Digne, mystérieuse et si gracieuse ! La peau du bras laiteuse, le cou orné d'une rivière de perles, un diamant au doigt, il y a des fleurs... Peinture élégante du début du siècle où se devine vigueur et douceur, rigueur et relâchement.

« Je ne savais pas que je pouvais la retrouver. Oh ! ma petite maman ! la voir ici !, tu trembles et tu ris, puis anxieuse sous un voile de tristesse, tu m'interroges :
— Tu la connais ?
— Bien sûr ! Je la connaissais très bien, ta petite maman, ma grand-mère à moi, notre grand-mère à nous tes filles. On l'aimait bien !
— Tu sais où elle est ?
— Attends, on va d'abord s'asseoir ».

J'avance les deux fauteuils face au tableau. Et je t'explique... oui, que la dame ressemble à notre grand-mère, ta petite maman, qui

elle, n'est plus là. Qu'on la reverra un jour, plus tard, au ciel ! Qu'elle est morte âgée... !
Avec stupeur, tu m'interromps :
« Tu me dis ça ! Oh ! je ne le savais pas, on ne me l'a jamais dit... ! ».
Alors je te parle d'elle. Insatiable, tu m'écoutes...

Le 15 novembre 1992

Il est quinze heures. Personne dans le séjour. Chacun, chacune dans sa chambre ? Et toi aussi probablement ? Je reconnais la voix de Marie-Louise me criant : « Votre maman est dans sa chambre ! ».
Ta chambrette, en effet : tu es dans ton lit toute habillée, dormotante les yeux ouverts, un pied chaussé hors de la couverture tandis que la seconde chaussure traîne par terre.
C'est le désordre. Est-ce un mauvais jour à l'étage ? Je m'approche de toi : « Eh !... bien maman, vous êtes tous dans vos lits ? Vous êtes punis ? Vous deviez être énervés ?... Tu te lèves maintenant que je suis là ? ».
Non, tu fais la tête d'une fillette grondée, résignée, amorphe et molle. Pas même en colère, j'ai l'impression de t'agacer. Je reste là plantée, à côté du lit me balançant d'un pied sur l'autre. Tu ne sembles pas malade, tu as les mains fraîches et je te persuade que tu peux te lever, je t'assure que nous pouvons faire notre petite promenade, « nous en avons le droit ».

Au jardin, marchant au soleil, tu dévores avec grand appétit mon éclair au chocolat ! Tu as dû pousser ton assiette sur le côté pendant le déjeuner, je préfère ne pas savoir... Tu te dérides et me laisses nonchalamment te prendre le bras, tu fermes les yeux...
« Tu joues à l'aveugle maman ? Tu ne te souviendras plus jamais de rien si tu fermes les yeux ! ». Question et constatation font revenir ta bonne humeur. Tu ris, confiante et amusée, réveillée. Petit miracle d'une soudaine bonne humeur.

Le mince soleil de novembre est parti, nous remontons. Le petit salon est vide et nous attend. Les lampes sont allumées ! Chaud service.
Les pensionnaires, sortis des chambres, ont goûté et font des pas dans le couloir. Je vais te chercher un verre d'eau et prends des biscuits sur la table de la cuisine. Tu les manges volontiers ! Je devine pourquoi ! Madame U. passe et t'embrasse, tu te laisses faire aimablement. Une autre patiente aux blancs cheveux courts et frisottés s'assoit près de toi et te parle en te tutoyant, me prend pour sa bru et me raconte sans que je comprenne, ses histoires familiales. Et puis le petit grand-père

Ledan automatiquement rythmé par sa canne se pose près de nous quelques instants, se lève à son tour, jetant sur toi son regard bleu.
Il fait très noir derrière les vitres, l'après-midi est devenue soirée hivernale.

Le 19 novembre 1992

Prendre du recul, c'était la conclusion de ma journée d'hier. Me revoici aux Glycines blanches aujourd'hui, la semaine prochaine je ne viendrai qu'une seule fois.
Cette visite d'aujourd'hui fut sans aventure.

En fin d'après-midi, la nuit est arrivée très vite. Quand nous sommes remontées du jardin, par l'escalier de la grande terrasse derrière la maison, le petit bois en contre-bas s'engouffrait dans le noir. Les marches étaient éclairées d'une douce lumière de néon. Tu les as montées me donnant le bras, surprise de les voir lumineuses.
Dans les fauteuils du salon tu t'es montrée maussade. Tu étais fatiguée. Je suis allée te chercher « un grand verre d'eau bien fraîche » que tu as bu d'un trait.
Le verre d'eau bien fraîche de maman ! Je me souviens quand nous étions petites, après les grands repas familiaux, tu nous demandais, quand tout le monde se détendait, d'aller te chercher un grand verre d'eau (bien fraîche surtout) que nous allions prendre au robinet de la cuisine non sans l'avoir laissée longtemps couler.

Après ton verre d'eau maman ! tu étais requinquée, nous avons gagné le séjour où les bols de soupe arrivaient. Je t'ai embrassée vite et suis partie encore plus vite.

Dehors il faisait très noir. Il pleuvait. J'ai attendu le bus sous mon parapluie.

Le 20 novembre 1992

Nous rentrons d'une promenade dans le vent. Tu es toute rose. Le kiné est là. C'est un jeune homme brun, de belle allure qui répand la bonne humeur. Plusieurs kinés travaillent aux Glycines blanches. Celui-ci, je le connais comme étant ton kiné attitré. Il m'a dit qu'il essayait de te faire faire quelques mouvements, 'quand tu le veux bien', rarement le cas. Pour le moment, avec patience et humour, il masse le poignet récemment déplâtré de madame de G. qui se débat, crie au secours et s'adresse à moi : « Vous, là, venez... Venez m'aider, sortez-moi d'ici, il me fait mal ! Regardez-moi ça, il me brutalise !..
— Madame de G., il vous soigne pour vous faire du bien, un peu de courage ! », lui dis-je. Cela n'a pas l'air de te plaire, tu admets mal que je parle à d'autres que toi, et aussi, tu es fière que ton kiné sache par moi que tu as marché dans le vent... Aussi, tu passes, bêcheuse devant lui, relevant triomphalement le menton. Coquine !
À mi-voix, le narguant de loin tu me chuchotes, revancharde :
« Peuh... Tu peux bien lui dire, tiens ! que tu as marché avec moi !
— Mais je lui ai dit, il le sait. Il est content de toi ! ».
Comme une petite fille, tu restes bouche bée :
— C'est vrai ?... Il t'a dit ça... ». Flattée, tu te redresses et tes yeux brillent.

Quelques secondes après, ayant fini le massage de madame de G., il se retourne et s'adresse à toi :
« Et vous, madame Gabecar, vous avez bien marché dans le jardin ? ». Surprise, tu relèves la tête, le regarde sans répondre et fais la détachée. Tu joues la finaude de t'être passée de lui, effrontée !
« Peuh !... Peuh !... », susurres-tu, glissant vers moi en coulisse ton œil malicieux. Et d'un ton soupçonneux, l'air de tout savoir, tu me dis :
« Je le connais tu sais, c'est le mari de... Euh ! Je ne sais plus son nom... ». Là, tu t'agaces et bredouilles.
Sur ces entrefaites, plus de kiné !
« Oh ! Eh bien... ça alors, il n'est plus là ! dis-tu, dépitée. Il aurait pu me dire au revoir ! ».
Réactions d'adolescente !

Le 23 novembre 1992

Il fait un temps gris, un froid brumeux ! Un simple tour au jardin, l'opportunité de voir les planteurs d'arbres au travail le long de la palissade du verger. Tu les regardes avec intérêt, tu t'y connais dans ce travail : « Regarde comme c'est bien fait... tout est net et droit ! », me dis-tu.

Maintenant, que faire pour passer le temps ? C'est jeudi, le salon de coiffure est ouvert, passons voir ! Bonne odeur de coiffeur, ciseaux qui cliquettent, crânes blancs de mousse, bouclettes et rouleaux, les deux coiffeuses s'affairent dans le bavardage de ces dames et le ronron des sèche-cheveux. L'humeur drôle, tu t'amuses attirée par la vitrine des cosmétiques... tu ne perds rien des frivolités, tu ris ! disant, toi qui ne vas jamais chez le coiffeur :
« Oh !... mais ça ne m'intéresse pas du tout ! ». On te regarde. Tu joues la star avec ton petit chignon qui ballotte, un petit air comique dédaigneux. Enhardie, tu poursuis : « Dans vos salons, on répare les cheveux, je n'y mettrai pas les pieds, on coupe, on jacasse, mes belles dames de Paris... ». On t'applaudit, on aurait cru que tu allais chanter... Te voila excitée, je t'emmène par la main.
Avec nous dans l'ascenseur, l'infirmière des toilettes du matin. Elle me dit bonjour à moi, rien qu'à moi. Prends-tu la mouche ? Te mettant bien en face d'elle, relevant la tête :
« Et moi alors ? Rien ? lui dis-tu, excitée !
— Oh ! mais oui, bien sûr... vous aussi madame Gabecar. Comment allez vous ? ». Confuse, elle rit, tu lui fais un sourire mondain !
« Mais oui, ça va, vous voyez ! ». Tu te tortilles de plaisir !

Le 30 novembre 1992

Un froid sombre de fin novembre. Tu as vu que le jardin était changé. Ton index droit qui tremble un peu pointe les parterres rafraîchis. Il (le jardinier) a ôte les géraniums, taillé ras les rosiers, élagué les bosquets, rapetissé les bordures. Partout la terre est bêchée.
« Oh ! C'est bien fait », dis-tu.
Tu sembles gourmande et satisfaite. Tu poursuis :
« Il a bien coupé vrai ! C'est tout à fait comme cela qu'il fallait faire, et au bon moment. Il ne fallait pas attendre, je te le dis. Ça repoussera au printemps et ça ira vite, tu verras ! ».

L'humidité glauque tombe du ciel opaque, mouille l'asphalte de l'allée et fait goutter les branches nues. Les mottes brunes ont des luisances bleutées.
« Tu sens maman, c'est la terre ! ».
De connivence, nous nous taisons. L'odeur des labours te fut toujours familière. Toute ta vie tu l'as respirée. Elle émanait des terres fertiles, le Clos briard, Mareville, Lessartée, Vertchâteau..., jardins de tes demeures successives.
« Le jardin, disait papa, c'est le domaine de ma femme ! ». Le jardin et toi, vous vous adoptiez !

Certains disent que tu ne t'intéresses plus à rien ! Ils se trompent joliment, la preuve en est aujourd'hui quand tu sens et ressens si fort l'essence des choses, celle de ce petit jardin comme s'il était tien et toi sa jardinière.

Le 1er décembre 1992

« Demain c'est le 2 décembre maman. Tu sais ce qui s'est passé le 2 décembre ?
— Euh ! Oui ! Napoléon ! Proclames-tu avec assurance victorieuse et sans avoir eu à chercher.
— Bravo Maman ! Parfait ! Napoléon a gagné la bataille d'Austerlitz. C'est bien. Tu t'en rappelles !
Tu poursuis :
— Ié-na, Fri-ed-land,... et puis... Ah ! Je ne sais plus !
— Wagram ! dis-je, c'est ton vieux maître du Clos Briard qui te l'a appris ?
— Ah! Mon vieux maître ! Il en savait tu sais. Il nous l'a apprise l'Histoire de France ».
Tu te souviens de ton enfance. C'est un bonheur de glaner avec toi les 'histoires de quand tu étais petite'. Ils te font vivre ces souvenirs chargés d'émotions et raniment ton tonus !

Dans trois semaines, Noël !... Aux Glycines blanches, c'est déjà la mobilisation du personnel pour les décorations. Nous deux seules dans ta chambre, je déballe un paquet enveloppé : « C'est ta petite crèche à toi ! ». Non, tu n'as pas l'air de te souvenir ! Je dégage l'objet de ses papiers de soie. Un enfant Jésus posé sur deux planchettes jointes en biais, un bébé en cire, aux pommettes rosées, aux yeux pervenche, aux bouclettes blondes, suave bambin, représentation d'une époque ! Le cadeau pour tes douze ans. Rituellement chaque Noël depuis ! « Mon petit Jésus », disais-tu, avec dévotion.

Ce Noël-ci, le Jésus ne semble pas t'émouvoir, tu le regardes à peine. « Range-le tout de suite, il va être cassé ! ».

Le 3 décembre 1992

Mauvais temps qui nous empêche de sortir. Au bout du couloir, le petit salon est libre. Viens maman, on jouera au scrabble, je l'ai apporté. Tu vacilles un peu, j'avance fauteuils et petite table et nous finissons par nous y mettre, sept lettres chacune. Hum ! tu n'as pas la forme et tu fronces les sourcils, je sens que ça va se gâter ! le temps que je tourne la tête, tu caches une lettre dans ta jupe, je t'en donne une autre, tu la caches, ta main tremble, tu te rides : « Tu ne veux pas jouer maman ?
— Je ne sais-pas-li-re...
— Mais je vais t'aider ! »... ... Patatras, d'un revers de la main, tu jettes tout à terre. Je ramasse sans me presser.

L'ennuyeux, c'est la boule de maussaderie enfoncée en toi. J'ai envie de partir. Te laisser avec ta colère ! ? Non, je reste.
Je sors mon tricot et le yaourt que tu engouffres comme si tu n'avais pas mangé à midi. Aurais-tu boudé le repas de midi ? Tu me regardes comme une coupable... puis violemment te rapproches, te cramponnes à mon bras, m'écrabouilles la main. Tu te colles sur moi.

Alors, comme j'en ai l'habitude, je te caresse, te masse... les bras, les mains, le dos. Ton visage se détend. J'adoucis au mieux ma voix pour te dire ce qui me passe par la tête, n'importe quoi ! que tu entendes la musique de ton petit Silou, celle que tu aimes.

Brusqueries et affections, nous réparons notre passé, toi le tien et moi le mien ! Mystère de l'invisible !

Le 6 décembre 1992

Cahin-caha, tu t'installes dans la monotone réalité des Glycines blanches. Ton sort n'est pas gai ! C'est en soupirant que je me résous à cette maison. Aujourd'hui, les soubresauts des premiers mois apaisés, tu es moins hostile... méfions-nous cependant, en toi la révolte couve !

« Votre mère est une maligne... », me dit-on ici. C'est vrai ! Finaude, tu observes, sensible aux ambiances. Perspicace, tu devines... On ne te la fait pas. J'admire ton intelligence plus instinctive, sans mémoire. Tu expérimentes et tu apprends à céder, à te couler sans rien dire, n'en pensant pas moins. Jadis, tu gérais ta famille en femme de tête et de devoir. Ici tu apprends à ne pas te cabrer, à laisser ta fierté qui réclame, à te soumettre... Tu n'as pas le choix ! Les dames-soignantes se méfient de tes refus et tes colères, elles ne cèdent pas. Pourtant, elles te comprennent dans ton amour-propre, elles t'aiment à leur façon, tu le sais !

Je m'arrange de tes humeurs fugaces et de tes façons bizarres. Nos après-midi ne sont jamais pareilles, la surprise ! bonne ou mauvaise ! Peu à peu, je la découvre cette maladie de A. mystérieuse. Elle m'intéresse, je sais qu'elle te détruira à petit feu, dans ces murs mêmes, ici. Ne pas y penser, vivre au fur et à mesure ! Tu le disais maman : « À chaque jour suffit sa peine ! ».

Le 7 décembre 1992

Marcher... nous demande de gros efforts. La mise en route, d'abord... une fois dehors, tout va mieux, à condition de tenir solidement ton bras, de t'aider pour t'asseoir sur le banc puis t'en relever. Les choses vont leur train, le temps passe... Tenir les habitudes facilite !

Elle m'est venue petit à petit ma décision... Sortir de la tour d'ivoire où m'enfermait ma peur de toi ! Je me suis enhardie à te parler beaucoup plus ! Si tu ne réponds pas ou fais celle qui n'écoute pas, je continue mon monologue, de ma voix que tu trouvais revêche et que je me force à rendre douce. Au fil de nos marches, le miracle se produit... De temps en temps un hochement de tête, oui !, non !, un assentiment de la main, tu t'es mise à t'intéresser, la bouche ouverte, des petits 'ah !' d'étonnement, parfois un gros rire gras, maladroit. Je raconte ce qui me passe par la tête, bêtises... inventions, peu importe, je parle, remplis le silence, raconte des bouts de vie, la mienne, celle des autres, des tableaux d'hier, du quotidien... le métro, le bus, la famille, les téléphones, les amis...
De temps en temps, je dis : « Tu veux que je me taise ?
— Non, non, continue... », je continue.

Hier. T'arrêtant net, tu t'es appuyée sur mon bras pour glisser câlinement ta tête sur mon épaule : « Oh ! mon petit Silou... Oh ! mon petit Silou... », répétais-tu, comme égrenant des mercis... J'ai aimé ce moment ! J'aurais dû te prendre dans mes bras et te cajoler ! Non, je me retiens, Pourtant, j'ai moins peur de toi.

Le 10 décembre 1992

Décembre au jardin n'est pas toujours gai. Est-ce lui qui te rend si maussade ? Instable ? Tu es l'imprévisible de chaque seconde. J'essaie de m'adapter. Tu ne comprends pas ce que je te dis... Je ne comprends pas ce que tu veux dire... Nous ne nous comprenons pas... Le plus souvent, dialogue de sourdes !

Malgré tout, il se peut qu'un moment difficile porte avec lui un petit rien dérivatif ! Profiter de ce bon instant.

« Tu vois le vieux monsieur qui se promène là-bas ? Regarde-le maman...
— Je ne le vois pas, non. C'est qui encore ? me réponds-tu d'un air agacé, bougon comme si le jardin nous était réservé ! Et je devine que tu passeras devant lui, te rengorgeant, fière et hautaine, ce que tu sais parfaitement faire. Il avance, le voici près de nous, je le connais moi ce brave ! On le rencontre parfois. Je lui souris et lui serre la main. Et toi, que fais-tu ? Surprise, ton bougonnage a disparu, tu t'épanouis, t'illumines... « Bonjour monsieur... », lances-tu dans une emphase joyeuse, une pointe de séduction dans la voix. Et lui ! Que fait-il, en revanche, à son tour ? S'adressant à moi d'un air revêche et mécontent :
« Je ne comprends pas ce qu'elle dit !
— C'est ma mère, dis-je, monsieur, elle vous a dit bonjour.
— Ah ! bon... » répond-il indifférent, poursuivant son chemin sans moindrement te regarder. Toi maman, que t'importe, tu l'as déjà oublié.

Le 13 décembre 1992

« J'ai demandé un rendez-vous avec le médecin psychiatre des Glycines blanches, Monsieur de Gentillet. Tu le connais. Quand il fait sa tournée des services, il s'arrête près de toi pour te dire quelques mots gentils. Il me demandera comment je te trouve.

Il ne me suffira pas de lui dire : « Ma mère parle mal ! », il faudra que je raconte ce qui s'aggrave. Dire que tu as de bons moments où tout se passe bien, ou moins bien, et des mauvaises passes.

Les mots par exemple ! Il y a ceux que tu ne connais plus parce que tu les as oubliés, ceux dont tu mélanges les consonances, ceux que tu écorches parce que tu n'arrives pas à prononcer, ceux que tu prononces à ta manière suivant ta fantaisie du moment.
Pauvres mots que tu maltraites, casses, heurtes. Tu t'embrouilles et reprends, syllabe après syllabe, consciencieusement, avec volonté, puis t'énerves, t'irrites... C'est du charabia..., tu prends ombrage..., le désastre ! Tu te tais. Tu ne parleras plus.

Ton cerveau, lui, travaille et tu as des choses à dire que tu as du mal à traduire en phrases...

Que me dira monsieur de Gentillet ? Il m'écoutera, il n'y a pas de solution, je maintiens pourtant que tu es moins mal que tous ces gens ici ! Je chasse de moi la pensée que tu deviendras comme eux !

Le 16 décembre 1992

La préparation de Noël rend nerveux ces vieux enfants. Germaine et Marie-Louise sont en congé, ce qui n'arrange rien !
Dans le séjour, un bruyant tohu-bohu de chaises et de fauteuils autour de la table et je mets un peu d'ordre pour t'installer. L'ambiance n'est pas à la gaieté, quelques patients moroses vont et viennent, et toi, tu prends ton visage de détresse, ta main tremble en m'agrippant le bras.

Madame de G. me fait peine. Cette petite dame qui a des points communs avec toi... parle de ses six filles, « belles et jolies », dis-tu ! Et puis comme toi, son mari fait des mots croisés ! Ce soir, elle s'énerve à arpenter le couloir, portant au poignet son petit sac à main noir, vieillot et râpé, tout plat d'être vide, mais si précieux de quelques pièces. Elle a chaussé de fins brodequins cirés noirs qui lui donnent une marche de parisienne. Elle veut téléphoner chez elle, mais comment ? partir chez elle, oui, tout de suite... mais par où, tout est fermé à clé ? « Vous savez bien que je ne peux pas rester là, ça non ! Vous comprenez, n'est-ce pas ? me dit-elle, à moi qu'elle considère comme une consœur ! Vous allez partir, vous. Appelez mon mari, AUT. 93 46, puisque vous sortez, insiste-t-elle, vous lui direz qu'il vienne me chercher, on me retient ici, vous savez ! ».

Tu sens mon départ proche maman. Que veux-tu que je fasse pour toi ? Mais rien du tout, sembles-tu penser, puisque c'est madame de G. qui t'intéresse !... Tu es jalouse ! comme une enfant gâtée !

Le 20 décembre 1992

Dès mon arrivée, j'en prends l'habitude, je t'aperçois maussade. Ne pas t'agacer, te prendre avec précaution, éviter la fantaisie, ne pas parler. Avec des gestes calculés, précis, je te prépare pour une courte promenade. Le grand air du jardin dissipe les brumes entassées dans ta tête. Nous remonterons assez vite pour un goûter festif dans le service où déjà Noël se prépare. D'ordinaire, tu n'aimes pas ce genre de réjouissances, mais j'entends que tu y sois présente.

Partout dans la maison des Glycines blanches, les locaux s'ornent de garnitures. Dans les moindres recoins ! Chaque jour un peu plus ! Opulences de guirlandes, d'étoiles, de lumières. Ça brille et scintille ! Les employés y vont de leur imagination.
Toi maman, tu es pour le sobre et le discret. Seuls les petits sapins enneigés t'attendrissent.
Nous voici assises dans ta chambre :
« Écoute-moi bien maman. C'est bientôt Noël, tu le sais. Monique nous invite toi et moi ce jour-là. Il y aura un très bon déjeuner, tu verras tes petits enfants. Xavier nous prendra en auto.
— C'est possible, réponds-tu avec indifférence ». Je n'insiste pas, passe à autre chose, nous en reparlerons.

« Ta crèche, la tienne, celle que tu installais, elle est là dans l'armoire. Tu veux la voir ?
— Je ne comprends pas ce que tu veux dire ! Laisse moi tranquille ! ».

1993

Soir de décembre, la nuit tombe vite.
Toi : « Je suis seule dans mon âme ! ».

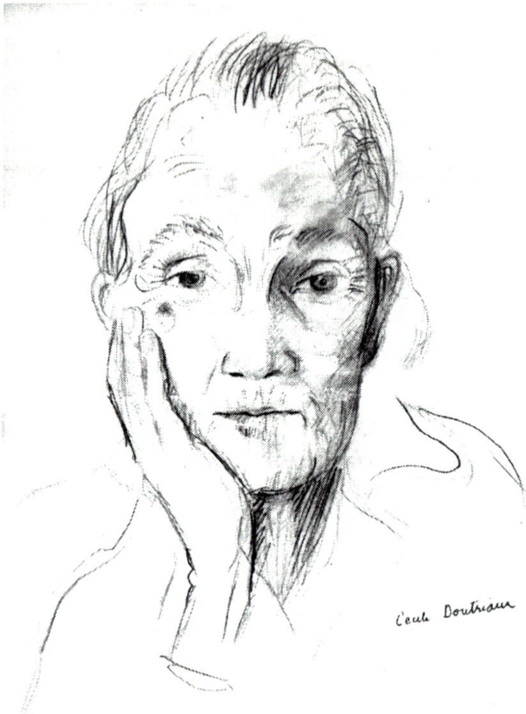

Le 3 janvier 1993

Noël et ses lendemains du Nouvel An sont passés. Je ne t'ai pas vue depuis dix jours. L'après-midi de Noël, Monique et son mari devaient te prendre chez eux, ta première sortie en famille depuis les Glycines blanches. Comment t'étais-tu comportée ? Avais-tu été la « bonne-maman » gâtée et fêtée par trois générations présentes ? Je n'avais pas eu d'échos mais savais trop qu'on pouvait t'imaginer aimable et émue, autant que bougonne et désagréable. Étrangère distante et pincée, autant que pauvre femme revêche, hébétée par l'étrangeté du lieu.

Ce 3 janvier, comme prévu, j'apparais aux Glycines blanches. Intacts et pas même flétris, les décors d'étoiles et les guirlandes accueillent au long des couloirs, et m'indisposent. Tu es assise à ta place habituelle, les cheveux épars étalés sur tes épaules jusqu'à mi-dos. Rien de pire pour me hérisser ! Tu sembles vulgaire, femme de mauvaise vie ! Tu fais la fière en plus ! Ah ! non pas ça !...

Sur ta table de toilette, je saisis trois épingles avec le peigne que je passe et repasse doucement dans les coulées fluides et argentées qui te couvrent le dos... et vite remonte le tout en torsion serrée pour le roulotté rapide du petit chignon net au haut du crâne. Ouf ! Je me sens mieux ! te revoilà ma mère que j'embrasse. Un étonnement te passe sur le visage, tu n'as pas reconnu que c'était moi qui te coiffais ! Et tu t'aperçois que je suis là ! C'est comme si tu accourais de loin. Tu t'excites et 'charabiottes' :
« Ah ! C'est toi ! Tu es donc là ! J'ai besoin de ton aide ! Pour quelque chose que je prépare, que j'ai déjà commencé... Tu vas en avoir la tâche, toi... avec quelqu'un dont tu ne connais pas le nom ! Bien sûr que c'est pressé, tu ne peux pas encore comprendre, mais crois-moi, il faut le faire tout de suite, sinon ça n'ira pas... Je t'attendais, tu sais ! Pour ça ! »
Tirade dans un jargon pas possible !
Le poids de l'affaire semble lourd, tu soupires d'impuissance et d'impatience. Tu doutes, et me redoutes. Tu t'agaces de mon inertie, me regardes avec déception, mépris, regret... Tu es très malheu-

reuse, te tasses et fermes les yeux, recroquevillée, épuisée. Tu abandonnes, quoi !

Nous avons fait une promenade presque silencieuse, au jardin figé dans l'hiver.
« C'est une bonne promenade ! dis-je, une fois nous deux à nouveau assises dans le service, tu ne trouves pas ? ».
J'aurais mieux fait de ne rien dire ! Silence ! Puis ta mauvaise voix revancharde : « Comédie ! ah ! comédie » Logique... Tu n'étais pas dupe, nous tenions chacune notre position ! Tu avais encore fait des projets qui ne se réaliseraient pas, mais tu réagissais, rebondissais, ne t'endormais pas. L'échec ne t'empêchait pas de vivre !

Le 8 janvier 1993

Les scènes et les événements de jadis, dans une chronologie inversée, disparaissaient de ta mémoire. Tu cherches..., recherches, grattes au fond de toi, ne retrouves pas. S'évanouissent, en premier, les souvenirs de ta vie d'adulte, tu ne gardes que des visions reculées de ton enfance.

Ta vie d'épouse et de mère, inutile d'en parler. Ton mari, votre foyer, ta vie de retraitée, de grand'mère, de veuve... ! Soixante-dix années de vie... étrangères, occultées, englouties, noyées. Tu ignores les faits, les épisodes, les lieux, les personnes. « Je ne sais pas qui c'est... », « ... ce n'est pas possible » ou « non, ça ne m'est pas arrivé ! », ou encore, « c'est probable » ou, pour avoir la paix « ... c'est possible ! ». Ça n'existe plus, ça n'a jamais existé. Tu vis dans un vide, en prends conscience, « ah ! je ne sais plus ! », consternée, atterrée..., tandis qu'inlassablement, tu cherches le pourquoi du parachutage dans cette maison que nous t'imposons.

La semaine dernière, tu as parlé de ta vie de jeune fille, fière de redire que tu étais bonne élève estimée de tes maîtresses de pension. Tu racontes avec émotion, par bribes, quand tu étais petite fille heureuse, mignotée par ta maman qui te mène promener dans le jardin, te prend dans ses bras pour cueillir des cerises, ou t'installe avec elle dans le 'tonneau' du petit cheval pour faire une tournée en plaine. Tes yeux brillent, tu te crois la petite fille que tu as été.

Le 15 janvier 1993

Tu ne reconnais plus tes vêtements, ne t'habilles plus seule. La personne qui te visite te met le manteau. Technique difficile qu'il a fallu apprendre ! D'abord, s'assurer que, debout et bien d'aplomb sur tes jambes, tu te tiens solidement à la rampe du couloir. Entrer ta main droite dans l'emmanchure droite jusqu'à moitié, écarter le manteau dans son ampleur en l'élevant, conduire ta main gauche dans l'emmanchure gauche, tirer le manteau verticalement vers le bas, s'assurer que contenant et contenu sont en place puis boutonner.

Ma sœur Simone, couturière pratique et experte a conçu pour toi un nouveau manteau facile à enfiler, ample et large, en bonne laine des Pyrénées.

Ce fut un beau jour quand elle l'apporta de sa province lointaine. Nous te le fîmes admirer, tu ne réagis guère. Je mis au rebut ton vieux manteau bleu marine.

« Tu vas avoir bien chaud avec ce nouveau manteau ! ». Tu me regardes d'un air indifférent, sans comprendre.

Le 21 janvier 1993

Tu as conservé ta colère, c'est que ta mauvaise phase est loin de se terminer, une boule de révolte en toi comme si tu allais griffer et mordre.
Les yeux mi-clos, tu me regardes en dessous, tes réponses sont sèches. Pour le manteau, les châles et tout l'attirail de promenade, je n'ai qu'un minuscule 'merci' pincé !
Dehors, nous marchons. Tu fais la fière et joues à la solide en refusant mon bras, mais très vite, tu te cramponnes à ma main que tu serres à me faire mal, et que tu relâches aussitôt.
« Respire maman, respire très fort, ça va te revigorer ».
Soit, tu t'exécutes, en même temps que je respire moi aussi, mais comme tu as oublié comment se font des mouvements respiratoires, tu n'inspires pas et ne fais que souffler trois fois, sortant l'air par le nez et la bouche en ahanant bruyamment comme un baudet.

Puis un silence entre nous. Tu le romps par ton habituelle obsession :
« Tu vas m'emmener d'ici tout de même.
— Mais non... maman.
— Je veux partir d'ici.
— Non. Tu sais que ta vie maintenant, c'est ici. Parce que tu ne fais rien seule, je te l'ai dit.
— Je sais tout ça, mais je veux partir tout de même.
— Non maman. Sois raisonnable, écoute-moi, ici, tu as... tu es... tu peux... », me voilà partie dans mes explications...
Tu me coupes : « C'est vous qui l'avez voulu que je sois ici ! ».

Le 24 janvier 1993

Jadis, l'importance que tu donnais au 'courrier' ! Une part de toi depuis toujours. Tu avais vécu avec tes lettres. Celles à écrire et celles à recevoir. Tu aimais écrire, avec aisance et bonheur, tu en prenais le temps. D'un jet, tu remplissais recto-verso les feuilles grand format de ton bloc de papier à lettres. Tu disais que ton stylo marchait tout seul ! Il déroulait ta belle écriture harmonieuse et régulière, toute en arrondis, pour des récits sans faute ni rature, pleins d'intérêt. Tu racontais... dans un style détaillé, légèrement précieux, aux tournures grammaticales élégantes. Tu savais raconter ! Chaque matin, tu attendais le facteur ! et pas question d'interrompre tes lectures.

Depuis les Glycines blanches, tu ne savais plus lire, ni écrire. Dommage ! Ton stylo, l'outil préféré, est abandonné je ne sais où ! Les dernières lettres arrivées s'empilent sans avoir été ouvertes... tu ne sais plus qui est cette madame Benoit ou cette madame Maréchal qui ont pris soin d'écrire leur adresse au verso de l'enveloppe.

Je te questionne, « Qui c'est, te souviens-tu ? », ça t'agace de répéter « je ne sais pas »... tu fronces le sourcil et ne réponds plus. Ta colère monte. D'un geste, tu jettes le tas de lettres par terre... « tu peux les mettre au feu ! », et tu fermes les yeux, repliée sur toi.
Tirons un trait, n'en parlons plus !

Le 12 février 1993

Hélas, le vent tourne, aujourd'hui, tout se passe mal et tu ne supportes pas ma présence.
Tu me boudes ? Pourquoi ? Tu es fermée, lointaine, méprisante... Peuh !... Peuh !..., fais-tu en me regardant de travers. En fin de compte, tu ne veux rien, ne veux rien faire, fermes les yeux. Je replace dans ta chambre le manteau et les fichus que j'avais sortis et te fais asseoir dans le salon-séjour avec les autres. Tes yeux restent clos.
Pourtant Marie-Louise est là. Elle me dit que tu vas bien, sans histoires en ce moment. « Le docteur est passé ce matin, il a ri avec elle. Je vous le dis, madame Solange, vous êtes trop bonne avec votre maman, elle vous exploite ». Est-elle pleine de bon sens cette Marie-Louise ?
Je retourne dans le salon-séjour, tu ouvres les yeux mais ne me vois pas. Je pars.

Le 14 février 1993

Bonheur ! Le vent a tourné ! Beau fixe aujourd'hui ! Je ne pense plus à hier. « Non, je n'ai mal nulle part. Oui, j'ai bien dormi cette nuit. À midi, oui, c'était très bon... ». Nous descendons dans le jardin par l'escalier de la terrasse. L'air frais te ravigote. Tu descends les marches avec fougue et vigueur, comme inconsciente, il faut que je te retienne. Tu les comptes, une, deux, trois, puis sept..., écolière en récréation. Je te tiens solidement, ton poids m'entraîne.

Promenade heureuse, petits arrêts, petite crème. Tu supportes tout, mes directives et mes conseils, tu m'écoutes, t'accroches à mes paroles, es toute à moi, c'est drôle !
« Comme tu es gentille, comme tu es gentille ! », répètes-tu. Nous sommes en état de grâce !

Le 15 février 1993

Nous nous sommes installées dans le petit salon du couloir près de la fenêtre. Sur la table ovale, je dispose les cartes pour une réussite. Arrivent à petits pas, se donnant la main, madame G. et madame J., deux dames que l'on voit se promener ensemble aux Glycines blanches. Elles se sont comme adoptées pour une vie à deux, se suivent partout, pour tout. Elles viennent voir ce que nous faisons.
« Chez moi, on ne joue pas comme ça, dit madame J. !
— Chez moi, on ne joue pas aux cartes, dit madame G. ! ».
Elles m'observent quelques secondes, font la moue, s'en vont. « Qu'est-ce qu'elles voulaient ? dis-tu d'un air méfiant.

Je ne gagnerai pas cette réussite que je poursuis. Tu ne t'y mets pas, n'y montres pas d'intérêt, n'as rien regardé. Je ramasse les cartes. Ce soir, je remporterai le jeu. Nous ne jouerons plus jamais aux cartes...
Nous gagnons ta chambre. Tu te mets dans le fauteuil et moi sur le coin du lit :
« Alors, on fait quoi ? dis-tu.
— Rien, on reste ensemble, c'est tout », je fais semblant d'être de mauvaise humeur.
Après quelques minutes, je sors de ma morosité :
« Tu veux que je te lise le courrier ?
— Si tu veux... » Ta voix est minaudante et timide !
J'ouvre le tiroir du petit secrétaire où s'amassent les lettres reçues, pas même ouvertes, en mets une dans tes mains et classe le fouillis.
« Celles-ci, je vais te les relire ? ».
Tu es ailleurs, n'écoutes pas ! Ça t'intéresserait pourtant ! Même le courrier ne te dit plus rien, tu n'es plus là. Où es-tu maman ?

Le 16 février 1993

Au salon-séjour, le monde est réuni, surprise ! Celle d'un bébé. Un beau petit bébé souriant et blond, petite Caroline de quatre mois, adorable et luxueuse que sa jolie maman prête successivement à chacune des vieilles dames qui sont venues s'asseoir. À ton tour maman, tu tends les bras pour recevoir le bébé. « Oh ! Mon bébé, mon petit bébé », dis-tu d'une voix tremblante. Tu ris, souris, berces : « Oh ! ça, c'est du bonheur ! ».
Tu sais t'y prendre pour bercer et le bébé s'épanouit devant ta vieille figure. Quel beau moment ! Contemplation, caresses, douceur. Visage poupin, tendre chair chaude et fraîche, petits doigts fins resserrés, les yeux qui te fixent. Le bébé-merveille envahit la pièce et réjouit, on s'exclame !

Mais la maman reprend son trésor, le range précautionneusement dans le landau, serre la main de chacun, se prépare à partir. Le miracle terminé, l'ordinaire reprend place. Restent quelques effluves de lait. Je me retrouve avec toi dans ta chambre. Tu te reposes, je range et m'occupe. Quelques secondes plus tard, m'asseyant sur le lit, toi dans le fauteuil, je dis :
« C'était quand même un bien joli bébé ! Tu es contente maman ? »
Pas de réponse, je répète.
« Je ne sais pas ce tu dis, réponds-tu.
— Mais si maman, le petit bébé que tu as pris dans tes bras tout à l'heure...
— Je n'ai jamais vu de bébé ».

Le 20 février 1993

Tu t'es lancée dans un long baragouinage. Il s'agit de ton vieux maître au Clos briard et de sa petite école communale de village dont les fenêtres donnaient encore en ce temps-là sur les pâtures et les champs. À cet homme éminent, tu voues une adoration.

Une seule classe. Tu ouvres la porte. Les garçons à droite, les filles à gauche, ils sont de tous niveaux jusqu'à douze ans. On se tient bien. Le maître enseigne avec rigueur les bases d'un savoir précis et sûr. Il transmet les valeurs de la Patrie et de la Laïcité, leurs exigences. Il est craint de ses élèves qui le respectent. Tu dis, toi, qu'il t'aimait bien et que tu étais sa bonne élève.

Je sais cela, tu nous le racontais jadis. Aujourd'hui, pour probablement la dernière fois. Je tends l'oreille pour tout capter. Mais les sons se heurtent et se raclent dans ton arrière-gorge engourdie, les syllabes s'emberlificotent quand tu les prononces.

« Prends ton temps maman, prononce doucement, lentement ! ». Tout se bouscule en toi, envahie par l'émotion, tu ne peux pas te freiner.
« Respire, respire à fond », et je joins le geste à la parole, nous respirons en chœur. Tu reprends, dans un souffle où reviennent les mots : 'bon maître', 'la guerre', 'bonne école', 'bonne élève'.
Intarissable.

Le 23 février 1993

Du premier coup d'œil de loin, je te devine en mauvaise forme. Tu fermes les yeux serrant les paupières. Ton visage n'est que plissements tendus. Je pense que le change a dû mal se passer.
« Non, me dit Marie-Louise, mais votre maman ferme les yeux depuis ce matin ».

Le soleil cuivré darde ses rayons sur la fenêtre sud au fond du couloir. Le temps est beau. Je suis près de toi. Rien d'anormal. Je pose la question rituelle :
« Tu viens faire un petit tour dans le jardin maman ?
– Si tu veux ! ».

Le jardin arrange ce qui ne va pas.
Je te mets les vêtements de promenade… Nous voilà parties vers le premier banc, au soleil. Je t'aide à t'asseoir.
« Ouvre les yeux maman. Regarde les roses de Noël encore fleuries, là dans l'angle du mur ». Tu entrouvres les paupières et sitôt les refermes. Je caresse tes cheveux gris-argent fraîchement lavés, les remets en place, et gentiment :
« Maman dis-moi… Pourquoi tu fermes les yeux ?… Allez… Dis-moi…
– Ils me font mal !, réponds-tu, manifestement agacée.
– Tu as très mal ?
– Un peu…, et tu reprends avec énervement, na !…, tu es contente ? ». Tu joues l'excédée. Te laisser tranquille.
Cinq minutes plus tard, naturelle, je reprends :
« Ils ont peut-être besoin de gouttes, tes yeux, il suffit de le dire au médecin…
– Sûrement pas ! ». C'est dit d'un ton bref et dédaigneux.

Le 25 février 1993

J'avais besoin de quelques jours de détente sans trop penser à toi. Je t'ai envoyé une carte de Sableport. L'auras-tu reçue ? Tu ne sauras pas le dire. Je te la lirai tout à l'heure si je la trouve.

Je suis dans le métro, dans une heure je serai avec toi. Il m'est dur de reprendre le chemin des Glycines blanches, j'ai des pieds de plomb !

J'y suis, je t'aperçois. Immuable, identique, assise dans ton petit coin, très droite sur ta chaise, tu émerges de ta sieste. Tout est calme, rien n'a changé, t'es-tu même aperçue de mon absence ?
« Alors maman, ça va... Qu'est-ce que tu as fait pendant que je n'étais pas là ? »

Tu prends ma question très au sérieux, décidée à y répondre, je vois. Tu sembles même contente de ma question. Tu réfléchis, te concentres, opines de la tête. Méditative puis dubitative, tu cherches visiblement une réponse vraie. Tu n'as toujours pas trouvé, tu ne trouves pas, te remets à chercher... À force tu as trouvé, mais il te faut pouvoir le dire, savoir le dire. C'est l'attente... Tu prends un air triomphant avec un beau sourire, tu as trouvé ! Et, dans un élan radieux, tu prononces :
« Eh bien ! Eh bien ! Eh bien !... J'ai vécu »;
Qui dirait mieux ? Ah ! maman, je suis contente ! Bravo !... Tu as su dire l'essentiel.

Le 27 février 1993

En sortant de l'ascenseur, surprise ! Je tombe sur toi assise sur la moquette le long du mur du couloir, seule, sombre comme punie ! Tu sembles en colère, agressive ou agressée ? les deux ? Visage tendu, fripé, bouche irascible, regard noir. Mutisme ! Je cherche une chaise, me pose, t'embrasse. Raide et fermée, tu fais l'insensible. Je me prépare à être patiente...
Déjà, je pose ma voix pour articuler nettement sans forcer... deux petites choses anodines... et clac ! tu me coupes en grimaçant : « Oh ! crie pas, crie pas... ! » (comme à l'appartement quand tu ne supportais pas ma voix). La toilette a dû mal se passer ce matin ! Je ne demanderai pas si vous vous êtes battues ! Je ferme les yeux, tu me stresses et me fais mal. J'attends. Tu es toujours assise par terre.

Je prends mon sac et le fouille, bruyamment, me disant tout haut à moi-même que je ne trouve pas ce que je cherche, minaudant : « Je l'ai pourtant apportée cette petite crème que tu préfères... Tiens, la voilà ! ».
Tu regardes, t'adoucis et me dis : « Ah !... Tu deviens gentille enfin ! ». J'arbore un air flatté mais reste décidée à prendre mon temps. La crème, pas tout de suite !
D'abord, un petit massage discret, les mains et les poignets, les avants-bras, la nuque. Tu te laisses faire et t'assoupis légèrement... Tu dors ? Non ! Les gens passent et ne s'occupent pas de nous. Soudain, une humble voix abandonnée, tristement implorante, celle d'un oiselet meurtri ! : « Oh ! Je voudrais tellement que le Bon Dieu me fasse mourir ! ».

Mais non maman, tu ne vas pas mourir, tu as encore de bons moments à vivre ! Ta vie n'est pas finie ! Nous allons goûter et je t'entraîne dans ta chambre. Une marche ralentie, des pas traînants apeurés... tu fais la craintive un brin comédienne, en t'appuyant sur la rampe le long du couloir, mais tu refuses d'entrer dans ta chambre et me tires vers le seuil du salon, en y allongeant le cou pour un prudent coup d'œil circulaire. Tu cherches à voir... sans être vue ! savoir... qui est là de garde ? Ce ne sont pas les quelques patientes laconiquement assises qui t'intéressent. C'est de savoir, je le devine, si l'auxiliaire de vie qui t'a soignée ce matin est bien partie. Tu ne tiens pas à la revoir, surtout avec moi ! Elle n'est pas là, te voila rassérénée et nous gagnons ta chambre.

La petite crème, je la sors finalement du sac. Affamée, tu manges goulûment : « Très bon ! Très bon ! », dis-tu essoufflée d'avaler si vite puis, jetant à terre le pot vide :
« Tu en as bien un autre ?
— Mais non, je n'en ai pas d'autre ! ».

Que s'était-il passé à table à midi ? La colère te serait restée, tu aurais boudé, et quand on s'enferme... comment revenir ? Tu as poussé ton assiette sur le côté, non je ne mangerai pas ! (tu le faisais à l'appartement !). Tu regardes tristement le sac, il est vide. Je vais faire un tour à la cuisine, on y trouve toujours quelque chose... J'apporte quelques biscuits.

Le 2 mars 1993

Tu es anxieuse, ennuyée. Qu'est-ce que tu veux ? Qu'est-ce que tu cherches ?
« Alors maman ? ... ? ...
— Je n'aime pas 'ne-pas-faire-ce-que-je-voudrais faire'... », dis-tu en articulant comme si tu préparais cette phrase depuis longtemps. Nous nous regardons. Il n'y a rien à répondre. Je n'ai pas envie que tu me dises que tu voudrais être chez toi 'où il y a tant de choses à faire ! '... Je laisse passer...
« Tu as reçu du courrier ?
— Oh ! Bien sûr... que oui ! ». Là, tu t'agites, trépidante.
— Tu veux bien que j'aille le chercher pour te le lire ?
— Je veux que tu restes là ». Silence.
— Je vais juste le prendre et je reviens.
— Alors, ne me demande pas puisque tu fais comme tu veux !
— Bon ! je reste là.
Je suis sidérée du bon sens et de l'à-propos de tes répliques. Silence. Tu fermes les yeux.
« Pourquoi tu fermes les yeux, maman ?
— Pour avoir la paix ». Le silence encore.
« J'ai vu Lucie, ta petite-fille. Elle cherche un appartement.
— Je n'en ai pas dans ma poche ! ». Le silence encore. Tes yeux à nouveau fermés. Je dis : « Comme c'est calme ici...
— Non ! », ton menton tremble et tu gardes les yeux fermés.
Finalement, nous partons nous promener. Sans problème. Quand je dis que nous allons marcher, tu me dis :
« Je ferai tout ce que tu me diras de faire. C'est toi le chef ».
Bonne promenade. Soleil et ciel bleu. Les gazons d'un vert subit sont piqués de ficaires, ces fleurettes avant-coureuses, d'un doré éclatant.
« Tu entends les oiseaux maman ?
— Peut-être ! ».

Mars 1993

En passant, le médecin me rappelle qu'il t'est vital de marcher, pour la circulation, le moral !
Je présente mon bras droit replié, tu glisses le tien, t'appuies sur moi... et en avant ! Mais quelle fatigue ! Tu es lourde et pesante, par éclipses, plus légère un moment avec une allure régulière... soudain saccadée ! Tu t'arrêtes brusquement, pour repartir subitement ! Nous peinons l'une et l'autre, cela m'épuise. Il t'arrive de marcher sans aide, mais tu hésites. La canne reste dans un coin de la chambre, on n'en parle plus, tu ne sais plus t'en servir. Notre marche en tandem est devenue coutumière. Si elle s'arrête, tu dis que c'est moi, non, c'est toi qui n'avances plus sans t'en rendre compte. Tu me secoues à me faire mal, et clopin-clopant, nous repartons.
Notre 'tandem' ! Tu ne sais plus parfois qui est l'une et qui est l'autre... Qui est la mère et qui est la fille ! J'ai souvent mal au dos, tu me demandes si j'ai mal à 'ton dos'... Comme tu me diras que toi, tu as mal à 'mon dos'. Mon, ton, son, ma, ta, sa..., tu mélanges ! Toi, moi..., c'est pareil.

Nous voici dans le 'petit bois des chênes' vers les trois bancs. Des anciens bancs de jardin public, faits de solides lattes égales, assemblées parallèlement en dossier galbé. Pour les personnes âgées, ces bancs sont trop bas. Toi, plouf ! sans crier gare et sans que je te retienne, tu te laisses tomber ! Madame D. qui a suivi la scène me crie de loin : « Votre maman aurait pu se faire très mal ! ». Je le sais ! Cette dame est expérimentée puisque son mari est là depuis très longtemps. Lui aussi se laisse tomber et comme toi, il se relève difficilement. À la maladie de A., rajouter l'avancée en âge ! S'extirper du banc devient une cérémonie. Je me plante devant toi les deux mains tendues pour que tu y accroches les tiennes. Je tire fort, tu te lèves péniblement et te redresses.... mais chancelles. Il s'agit de te remettre rapidement en marche pour que tu retrouves l'équilibre.
Nous remontons l'allée qui serpente jusqu'au terre-plein pavé du salon champêtre. Premiers rayons de soleil printanier. Le mobilier du jardin est sorti. « Tu vas t'asseoir dans ce beau fauteuil blanc maman. Mais attends... attends... que je le place très exactement juste derrière toi et qu'il ne bascule pas. Assieds-toi tout doucement ! ».

Le 18 mars 1993

« Tu es en colère maman ?
— Hum ! ... Un peu !
— Il ne faut pas être en colère voyons ! D'abord ça te fatigue, et puis ça ne sert à rien ».
Quelques secondes de silence, tu reprends :
« Je n'ai pas une vie de bonheur, tu sais. Ma petite maman, si elle voyait comment ça se passe ici. Toutes ces femmes ! ...
— Tu les laisses maman. Tu ne t'occupes pas d'elles, ni de leurs histoires, ce ne sont pas tes affaires.
— Oh! Je sais bien que je ne suis pas la patronne ! C'est vous qui voulez tout ça ! »;
Tu as pris ton air triste. Alors, silence de toi, de moi ! Que dire ? Rien !
Quelques minutes plus tard je t'aide à descendre les marches de l'escalier du grand balcon derrière la maison. L'allée du petit bois ! Lieu de paix, les arbres sont immenses !

Tu respires, tu es mieux, confiante. On s'arrête près d'un banc. Pour t'asseoir, tu ne veux pas retirer ta main de ta poche. Aussi tu t'affales au risque de te faire mal. Je ne m'en fais plus, finalement tu ne te fais jamais mal. Ma sœur Martine me persuade que tu as les os solides. Je te masse les genoux, nous nous reposons toutes les deux.

Le 20 mars 1993

Tu as toujours prié dans ta vie, ta foi fut ta force. Tu étais pieuse, sans ostentation, de la façon dont on l'était alors. Papa, lui t'accompagnait à la messe du dimanche, mais je pense, sans grande conviction.

Quand j'étais avec toi à l'appartement, chaque soir, une fois couchée, allongée immobile au lit, tu joignais les mains, fermais les yeux, remuais lentement les lèvres. Comme une enfant, tu disais ta prière. C'était beau ta fidélité simple et tenace.

Aux Glycines blanches, quand le temps est trop sombre pour sortir et que nous allons nous asseoir dans ta chambre, si tout est calme entre nous, je te propose de lire une page d'Évangile. « Oui, oh ! voui ! », réponds-tu. Tu deviens toute autre, recueillie, attentive. J'ouvre le livret mensuel à la page du jour et lis lentement avec de courts arrêts. Sans bouger, tu gardes les yeux fermés.
« Tu écoutes maman ?
— Vou... i, réponds-tu gravement.
— Tu veux que je continue ?
— Vou-i, s'il te plaît ».
Je mets tout mon cœur à lire. Si le texte est long ou trop compliqué, je coupe et simplifie. Tu murmures au fur et à mesure, de toi-même, les passages que tu avais dû apprendre par cœur à la pension.
Notre prière commune est d'une mystérieuse simplicité. Je vis des moments uniques.

Le 21 mars 1993

Lorsque ta prononciation est meilleure, nous parlons gentiment et passons un agréable après-midi. C'est un bon jour. J'entame les sujets. Un événement du jour, la famille, le temps... Tu dis des bribes, assemblages de deux ou trois mots, inattendus, lucides, parfois drôles, voire amusants. Une observation appropriée, un court commentaire, un jugement coquin, non inintéressant ! C'est ton cru à toi, net, franc, précis ! Trois mots qui te résument, tu as su les dire ! Surprenante maladie... qui n'est pas folie !

Il y a des après-midi sombres où tu restes plongée dans le noir. Mutique, les yeux hagards, la démarche lourde, ton air de suppliciée. Nous remontons nous réfugier dans un recoin du service. Comme si seul comptait le goûter, court moment où tu avales gloutonnement, sans dire merci. Le marasme te reprend, j'abrège ma visite.

Comment expliquer ces mauvaises passes où les moindres choses prennent une ampleur démesurée ? Un mauvais réveil, un mauvais rêve, un conflit avec un patient qui t'a heurtée, un caprice pour un fauteuil, trop de bruit..., et je le devine, quand les choses se sont mal passées au cours de la toilette et des 'changes'. Quatre fois par jour ! N'en parlons pas ! D'emblée, tu les refuses si tu n'as pas l'habitude de la personne. « Oh ! celle-là », me dis-tu avec mépris. Tu te défends, résistes, la bats, l'empoignes, y vas des mains et des pieds... Tu y vois un outrage, une atteinte à ta personne, une violation !
« Si tu savais, oh! si tu savais... », me dis-tu.
Inutile d'expliquer, je sais...
— Sois docile maman, ferme les yeux, n'y pense pas ! Ce n'est pas une affaire, crois-moi, ne me dis pas qu'elles te martyrisent ! ».

Le 25 mars 1993

Le printemps est presque là. Les après-midi sont ensoleillées, il faut se méfier de la fraîcheur qui tombe, nous remontons vite avant de prendre froid. Là-haut, le goûter n'a pas été servi et ces messieurs-dames s'agitent, il est l'heure. En plus, contrairement au calme habituel, il y a comme un remue-ménage de petite folie, une sourde turbulence, qui n'est pas courante.

Une patiente s'approche du téléphone fixé au mur de la cuisine. Elle décroche l'écouteur, le porte à son oreille dans le mauvais sens et déçue raccroche. Dans la pièce, les chaises sont disposées n'importe comment, les illustrés traînent à terre. On va, on vient, on se lève, on s'assoit... Où sont celles qui nous gardent ?
Une autre dame effarée va de patient en patient : « Je n'ai plus mon porte-monnaie, c'est vous qui l'avez ? Une autre aborde ma mère : « J'attends ma fille, si vous la voyez, dites-lui que je suis là ! ». Tu te redresses maman, fière d'avoir la tienne ! Tu lui cries comme à une importune qu'on chasse : « Mais allez la voir et vous la verrez votre fille ! Laissez-nous tranquilles à la fin ! ». La dame au téléphone tapote les touches et reprend l'écouteur : « Qui est à l'appareil », répète-t-elle en vain, puis lassée, le laisse pendre au bout du fil. Deux inconnues se disputent le même fauteuil.

Au bout du couloir, des pas pressés. Germaine et sa compagne tout essoufflées... Germaine sépare les disputeuses, c'est vite fait ! À pas ralentis, le petit monde agité retrouve son ordre.
Rien n'affole aux Glycines blanches !

Le 29 mars 1993

Le couloir est vide. Curieusement, la porte de ta chambre est à demi-ouverte. Je glisse un regard par la fente verticale le long du mur. Tu parles à Nelly, la maîtresse de maison qui s'occupe de 'ton' linge dans 'ton' armoire. L'œil inquisiteur, tu la surveilles ! Je l'entends te dire tout bonnement :
« Aujourd'hui madame Gabecar, vous allez avoir votre fille Solange, vous êtes contente... ». Remontant le menton, le temps de te renfrogner, tu lui réponds :
« Ça ne vous regarde pas... tout de même ! ».
Ah ! Ta vie privée atteinte maman ! Tu lui dirais bien... je ne vous ai rien demandé... occupez-vous de mon linge... vous n'êtes que mon employée...

Tu m'accueilles avec un large sourire. Nelly s'éclipse. Visiblement en forme, tu as envie de parler. Tu lâches des noms, des noms de personnes de la famille du temps de ta jeunesse. Tu crois chacun vivant.
« Il n'est plus là... te dis-je.
— Tu connais sa tombe ? » me demandes-tu, anxieuse.
Je nomme les lieux des sépultures. Mais tu n'écoutes plus.
Rideau, tu te mets dans autre chose : « On sort ? », nous sortons.

De retour au séjour, la télé. Je prends mes affaires, t'embrasse et pars. Tu te lèves et me suis. Je me retourne :
« Où vas-tu maman ?
— Chez moi, avec toi.
— Ah ! bon... ?
— Tu sais bien que je veux rentrer chez moi. Tu as été si gentille aujourd'hui ! ».

Le 30 mars 1993

Ma visite s'annonce difficile. Dès que tu me vois, volubile et affairée, tu m'entraînes vers le couloir :
« Allez, tout de suite, on part... et sans traîner... Viens ! Ton de commandement, tu me tires le bras... on ne va pas 'chez le patron' cette fois, rajoutes-tu, tu m'entends ! ... Tu as ce qu'il faut ? Non ! on ira acheter. On va enfin faire un petit repas toutes les deux ! ». ('chez le patron', ça veut dire : là où on me commande, où je suis commandée !). Aux Glycines blanches, il faut que tu obéisses, fasses ce qu'on te dit de faire. Je sais que pour toi, rien n'est pire que d'être commandée.

Ce jeudi après-midi, c'est « Bal costumé de la Mi-Carême », fête au grand salon du rez-de-chaussée.
Toi dont la jeunesse s'imbiba des austérités de la Guerre de 14, tu n'as pas le goût des festivités bruyantes et rieuses, et la danse n'est pas ton fort. Nous passons devant les couples qui tournoient au rythme d'une musique de début du siècle. Sauvageonne et fière, tu tournes la tête : « Je n'ai vraiment pas besoin d'aller là ! ». Alors, allons respirer le printemps du jardin !

Nous y sommes seules et tu marches aisément.
Soudain : « Danser ! Ah ! Danser... il s'agit bien de danser ! », tu as ta mauvaise voix. Puis, nostalgique, comme au bord des larmes : « La solitude de ceux qui sont avec moi, les malheureux... J'étais seule pour les surveiller, seule, tu m'entends ».
Ta voix se pose avec netteté. La prononciation, le débit, c'est parfait, étonnant ! Tu vibres. Tu m'émeus !

Le 1er avril 1993

Aux Glycines blanches, le samedi après-midi, il y a la messe. Ouverte à tous, au grand salon du rez-de-chaussée qui donne sur le couloir d'entrée. On dispose les fauteuils et les chaises en demi-ovale devant la table qui sert d'autel. De nombreux patients, des familiers et des membres du personnel, des gens qui passent y assistent. Le célébrant est un prêtre âgé d'expérience, un homme de prière, il connaît l'assistance avec ses étrangetés et ses instabilités.

L'installation est longue, suite au branle-bas où chacun choisit sa place. C'est alors l'accalmie, avec un léger fond sonore de remue-ménage qui durera à cause des troubles mal maîtrisés et des émois non contenus. Les paroles et les gestes du prêtre se posent au-delà, avec calme et netteté. Courte et sobre, la messe se déroule avec un ou deux cantiques populaires aux refrains repris tant bien que mal. Samedi, j'étais avec toi et te voyais chanter de tout ton cœur. Chacun avait pris sa propre attitude de recueillement, envahi par un invisible qui se fait sensible.

Quelqu'un s'est mis à pleurer. Sa voisine est partie brusquement. Une dame est arrivée en bousculant les chaises, s'étonnant de se trouver dans un tel endroit, sans se rendre compte du bruit qu'elle faisait, elle s'est assise. Une autre s'est levée pour parler et prier tout haut. Certaines parfois répétaient les paroles du prêtre.

Après la dernière bénédiction, chacun est reparti le visage apaisé. Mystérieuse joie.

Le 4 avril 1993

À grand renfort de patience, je t'aide à te lever et mettre ton manteau, nous nous acheminons vers la plate-forme où les fauteuils de jardin viennent d'être installés. Je t'en présente un. Naturellement, comme d'habitude... tu t'y laisses tomber comme une masse. Heureusement, je t'ai retenue : « Doucement maman, c'est très dur par terre, si tu tombais !
— Oh ! ça m'est égal ! », réponds-tu cyniquement, les yeux clos, resserrant les paupières.
Je ne peux pas toujours m'émouvoir, et annonce d'un air dégagé : « C'est du fromage blanc au miel aujourd'hui ! ». Tu ouvres les yeux, avales une à une avec gourmandise non feinte, mes cuillerées de fromage blanc. Tu ne dis pas merci ! Tu refermes les yeux. Je partirai, tu ne les rouvriras pas.

Cela me turlupine, me tracasse et me fatigue. On te donne peut-être un somnifère nouveau, trop fort ou qui ne te convient pas ? Je n'ose en parler, ces dames attentives se vexent vite. Elles savent mieux que moi. Je verrai, je leur parlerai.
Et puis, après tout, si tu te complais dans le noir, les yeux fermés, où est le tort ? Il faut te laisser faire à ta guise, ce n'est ni grave ni dangereux ! Je me tourmente inutilement. Pourtant, je ne dois pas me laisser prendre par tes caprices d'enfant gâtée... trop gâtée !

Le 15 avril 1993

Au jardin très ensoleillé, un petit vent froid piquant, mais le printemps est là.
J'avais remarqué l'autre jour contre le mur ouest de la maison, un endroit un peu surélevé, abrité, bien exposé l'après-midi. Une étroite surface plate et dallée, la place pour nos deux sièges. Nous viendrons nous mettre là.
Aujourd'hui, essayons. J'installe le fauteuil pour toi et une chaise pour moi, je t'aide à passer le raidillon, nous y voilà. Tout va bien. On respire mieux. Je tourne le fauteuil de biais, pour que tu n'aies pas le soleil dans les yeux.
Dans la délicate lumière lustrante, les frondaisons frémissent. Une infinité de minuscules bourgeons commencent à s'ouvrir et scintillent... on dirait un gigantesque essaim déployé sur le bleu du ciel. « Regarde comme c'est beau ! ».
Tu n'as aucune réaction, ça n'a pas l'air de t'intéresser. J'attends et risque : « Quel merveilleux paysage ! Tu ne trouves pas ? ». Pas de réponse. Tu baisses la tête et boudes ! Savoir ce qui se passe dans ta tête. « Tu as perdu la forme, maman, allez, regarde le printemps. Nous sommes joliment bien ici ».
Avec une mimique de dénigrement, tu me coules un œil de mépris et fermes les yeux. Je t'enverrais au diable ! Je me tais.
Une idée ! Une mélodie rythmée sur deux notes, je me mets à chantonner : « Al-lez... Al-lez... Es-tu... con-tente ? ... Un peu... beau-coup... ... », en te caressant la main.
Ton menton se décrispe, du bout des lèvres tu m'accordes un petit « oui » hautain, lèves une paupière sur une prunelle noire malicieuse. Coquine ! Tu n'es plus fâchée !
Taisons-nous, jouissons de ce moment rayonnant. Le soleil vibre d'une brillance cuivrée.
Tu réfléchis maman. À quoi ? À une réponse qui ne correspondrait plus à la question que je te posais tout à l'heure. Tu mijotes une phrase... remues les lèvres, un brin nerveuse comme chaque fois que tu te décides à dire quelque chose de persuasif. Une profonde inspiration, tu tiens ton souffle et d'un trait sans accroc, avec un ton sentencieux : « Ce n'est vraiment pas ce qui compte dans la vie, tu sais ! ».

Les 20-21 avril 1993

Hier, gros rhume, à moins que ce ne soit la grippe. Tu toussais, mal en point, la gorge et le nez encombrés. La garde m'a dit que le médecin t'avait auscultée et avait prescrit des antibiotiques. « Soyez tranquille madame Solange, on lui donne ». Donc, pas de sortie, ni petite crème, tu es malade !

Aujourd'hui, assise dans ta chambre, tu sembles aller mieux, ta mine s'est reprise. Tu me demandes 'la petite crème' et l'apprécies avec gourmandise !
En suite de quoi, mystérieusement, tu te mets à me fixer intensément avec des yeux sauvages qui me dévisagent. J'en suis gênée... Soudain, une déclaration grandiloquente :
« Oh ! Comme tu ressembles à ma grand-mère ! » (mon arrière-grand-mère que je trouvais si laide et que je détestais !). Et tu t'agites, mordante en tapotant les mains l'une contre l'autre, les doigts écartés, avec des « Oh ! oh ! oh ! » de dénigrement. Tu cherches à m'humilier !
Brusquement, toujours avec le tapage de tes mains, ricanant très haut : « On va s'en aller d'ici, tourner à droite au fond et on la retrouvera ma grand-mère qui m'attend, ma pauvre vieille grand-mère... Ah ! Si elle me voyait ! ».

Le moment suivant, autre changement : « Où veux-tu aller ? ... J'irai où tu veux... oui, où tu veux, tu m'entends ! ? ... ».

Le 30 avril 1993

Promenade. Il fait froid, je t'ai bien couverte.
Au salon-séjour, tout à l'heure, tu te tenais aux dossiers des fauteuils, et dans le couloir, à la rampe. Tu ne le faisais pas jusqu'ici. Et voici que dans l'allée du jardin, tu t'arrêtes, oscilles, prête à perdre l'équilibre. Attention !
« Tu ne vas pas tomber, je te tiens !
C'est alors que tu me dis :
— « Ca t'arrive, toi, de perdre tes pieds ?
— Pourquoi tu me dis ça maman ? Tu les perds toi ?
— Oh ! oui, la nuit surtout !
— La nuit ? La nuit, tu es dans ton lit, voyons ! La nuit, tu dors !
— Oui, mais je vais tomber !
— Non, non... Sois tranquille, tu ne perds pas tes pieds. Regarde, tu marches avec tes pieds, ils sont là. Tu as mis tes chaussures blanches, tes pieds sont dedans, tu les vois ?
— C'est possible, si c'est toi qui le dis ! ».
Tu n'en es pas persuadée.

Je me souviens de notions apprises, et sur lesquelles j'ai parfois réfléchi. Tu perds la capacité d'intégrer ton schéma corporel.... Un enfant à qui on demande de se dessiner peut, selon le stade de sa maturité, représenter un tronc muni de la tête, puis dessiner, les bras et jambes, éparpillés. Mais il progresse et dessine, par la suite, un bonhomme qui n'a pas perdu ses pieds. Alors, toi maman, tu rétrogrades, tu ressens ton corps comme démantelé ! démantibulé...

Nous n'avons plus parlé des « pieds perdus ».
Ta maladie de A. ! Comme un recul en avançant, une avancée en arrière !

Le 10 mai 1993

Silence... silence ! Pas de bonjour, pas de merci ! Tu ne parles pas. « Votre maman se tait depuis hier, c'est nouveau... », me dit Claudine en passant sans s'arrêter, d'un air pincé ! Ça n'a pas dû bien se passer entre elles deux pendant le change et maman la boude !
Tu ne parles pas ? Tu ne veux pas parler ? ... ça te fatigue de parler ? À quoi bon parler ? J'observe : bouche close. Toi sans me regarder, tu te tais.
Visage de pierre et tête de bois maman ! Tu penses : « Je ne veux qu'une chose, la paix ! ... la-paix-rien-que-la-paix. Me taire ». Tu en veux à Claudine.

Dans le bus avant d'arriver, je lisais par dessus une épaule inconnue, en gros titre : 'L'impitoyable et implacable maladie d'Alzheimer'. Ça m'a fait soupirer, cette maladie de A. mise à toutes les sauces !

Je suis là maman. Pas pour un silence complet, mais pour le rompre ce silence où tu trouves bon t'enfermer. Je vais te remplir la tête, trop vidée ou trop chargée de charivari, par une abondance de 'cancans' de toutes sortes qui t'amuseront, des historiettes courtes et drôles, faciles à écouter, des petites choses de tous les jours, vraies ou inventées. Allez viens... on se dépêche, vite au jardin !

Alors je raconte, le bus, les gens du métro, la rue, les passants, ma gardienne, mes voisins, mes téléphones... n'importe quoi ! Je parle et parle, sans bousculade, y mettant le ton, comme au théâtre, insérant des sourires entre les mots pour que ce soit gai, articulant consciencieusement... et tu ne te bouches pas les oreilles. Tu apprécies m'entendre, tu ne te plains pas de ma voix, nous nous donnons le bras, je n'ai pas à subir ton regard, et tu n'as pas le mien. Tant pis pour le goûter, tant pis si je finis par te casser la tête.
Depuis vingt minutes que nous montons et descendons la grande allée du jardin, tu ne penses plus à toi, marches sans problème en m'écoutant. Ma 'thérapie' est bonne, il ne faut pas toujours se fier à tes airs langoureux. Quand tu boudes, il faut te raconter des histoires.

Soudain, tu t'arrêtes et à brûle-pourpoint :
« Tu ne m'as jamais dit si, finalement, tu avais un fiancé. Tu pourrais, tu sais..., pour te marier avec lui... tu es encore belle !
— Oui ! ... je vais te dire maman, j'en ai un... je n'osais pas t'en parler !
— Tu le vois souvent ?
— Bien sûr, il m'invite au restaurant.
— Où ?
— À la Tour Montparnasse, tu connais.
— Vou...i, oui. Mais lui, non ! Je ne pense pas le connaître ». Suspens.
Puis :
« Allez, raconte encore sur ton fiancé... ! ».

Le 20 mai 1993

Dans le jardin en semaine, on rencontre en général les mêmes personnes.
Vers quinze heures, arrive la sévère madame D., tirant son grand mari (du rez-de-chaussée), qui traînaille et grogne. Elle lui fait faire quelques mouvements en appui sur la rampe de fer verte qui longe la descente. Il s'y met de mauvaise grâce, il lui arrive de se montrer violent et hargneux. Mais elle est tenace, madame D., elle dépense son énergie à lutter avec lui. « ... de petites victoires, me dit-elle tristement, mais peu de progrès. Ça le maintient... ». Il m'arrive de les croiser tous les deux le soir quand je repars. Elle lui fait manger un supplément de repas car elle a peur qu'il ne soit pas suffisamment nourri.
Un jour, elle m'a dit tout bas, les larmes aux yeux, qu'il leur arrive encore d'avoir « des petits moments de tendresse ensemble, ça rachète, vous savez ! Tant que ça durera ! ».

Vers seize heures, c'est madame F., la petite dame brune à queue de cheval frisée étalée sur le dos. Elle ne parle à personne dans le jardin. Elle 'tracte' sa maman miniature enfournée dans un long manteau noir, tous les jours et par tous les temps, avec méthode et régularité. Son pas sec et net s'accorde parfaitement à celui de sa mère. Elle lui parle sans discontinuer d'une voix égale et tendre, sans varier le ton, faisant elle-même questions et réponses. La vieille dame, affairée à avancer, garde son sourire béat d'enfant docile. Toutes deux font des petites pauses fréquentes, s'assoient sur un banc et s'échangent des baisers.
Il y a aussi le 'petit grand-père Ledan' avec sa canne à pommeau d'argent, très gentilhomme dans son complet-veston gris perle impeccable. Solitaire et allègre, sans fatigue apparente, il marche fixant l'allée qu'il arpente sans s'arrêter. Un jour, tu l'as repéré, 'ce monsieur distingué'. Tu as dit :
« Il ressemble à mon grand-père Ledan... ». Depuis tu l'appelles ainsi (je le trouvais aussi, moi, qu'il ressemblait à notre arrière-grand-père).
Aujourd'hui, il nous croise et nous recroise dans l'allée, sans nous voir ni nous saluer, ce qui te chiffonne ! Tu le guettes. « Tiens, dis-tu,

celui-là, je le connais, et, au fur-et-à-mesure qu'il avance, mais c'est mon grand-père Ledan ! C'est drôle de le rencontrer ici. Tu le connais toi ? Il ne nous a pas reconnues, ça alors... ? Mon grand-père Ledan ! ». Tu ris.

Au bout de l'allée, après le petit bois, en bas du haut mur de la glycine, sur le dernier banc un peu en retrait, l'élégant monsieur de G. a assis sa femme près de lui, sa petite femme très civilisée.
Quel beau couple ce dut être. Leurs six filles. Comme toi, maman.
Se serrant tous les deux, lui la caresse. Elle, très fière lorgne de côté si on les regarde et si je l'ai remarquée dans les bras de son mari. De loin, elle me sourit de plaisir.
Les jours de beau temps, ils restent là longtemps. Lui sort alors de sa poche son mot croisé de Laclos déjà commencé. Avant de partir, il viendra me dire qu'il l'a terminé.

Le 29 juin 1993

Je sors de l'ascenseur. Criarde, venant du fond du couloir qui donne sur la rue, la voix de Yamina : « Vous voila... ! Votre maman... ? elle s'est oubliée sur le fauteuil de madame Z... ! Attendez un moment parce que je m'occupe d'elle... ... et je n'ai pas fini !... ». Cette Yamina guettait mon arrivée par la fenêtre de la rue. Maman, tu nous joues des tours !... Les couloirs ici se ressemblent..., tu étais pressée, sentant le drame arriver... et tu es entrée dans la première chambre ouverte !
Je vais attendre dans ta chambre. J'entre chez toi. Et referme la porte. C'est ta chambre à toi... que tu cherches souvent, sans la trouver... gardant bien en tête qu'elle ne sera jamais à toi.
J'ouvre la fenêtre, du moins essaie de l'entr'ouvrir, — j'avais oublié, ici, les fenêtres sont bloquées.

Je range quelques bricoles, une lettre, tes lunettes tordues (que tu ne remets plus), un mi-bas traînant dans un coin. Si peu de choses ici !... Assise sur le pied du lit, je regarde... ce peu qui te reste de ta vie !
Au dessus du lit, dans le cadre doré, les deux chers visages, ton papa et ta maman. Le sérieux de leur vie accomplie ! Leurs bons sourires ridés ! Ils sont prêts, dispos. « On est là, ma petite-fille, bien sûr qu'on est là ! ». Plus haut, le grand crucifix sinistre et sombre (dont personne ne voudra...), « celui de notre mariage », disais-tu. Des petites photos d'enfants, en pleine santé, dont tu ne te souviens pas... Sous le lit, tes gros chaussons à la forme de tes pieds...

Trouver cette chambre de madame Z., l'odeur de désodorisant me guide. Oui, tu es là, seule au milieu, assise droite sans broncher et contrite sur la chaise Louis XV. Le fauteuil a été ôté.
Nous allons quitter cette chambrette étrangère, je t'offre mon bras. Debout, tu te crispes, refuses... te rassois malhabilement. Tu veux parler mais n'y parviens pas, le corps rigide et tendu ! Ne rien brusquer, on attendra.
« Ne te tourmente pas ! ce n'est qu'une petite aventure qui peut arriver à tout le monde ! ». Il y a le petit goûter !

Un temps superbe au jardin. Des chansons enfantines nous parviennent par les fenêtres ouvertes de l'école proche. C'est le dernier jour de classe. Mais tu restes douloureuse et me dis gentiment à voix basse que tu voudrais rentrer. Alors nous remontons.
Je t'apporte un verre d'eau qui ne sera pas glacée comme tu l'aimes ! En me rendant le verre vide, tu me dis d'un air las et détaché : « C'est trop cuit ! »... Puis, gourmande : « Je vais bientôt dîner...? »
...Ah ! maman, dans les pires moments, tu gardes ton appétit ! Bon signe ! Regarde, Yamina apporte les assiettes.

Le 2 juillet 1993

Pourquoi soudain parlons-nous de ta nièce Agathe, ma cousine, pour que tu me dises :
« Je ne sais pas qui c'est, mais pas du tout ? ».
Je t'explique qu'elle est la dernière fille de ton frère, je te la décris et raconte : « ... chez elle, on a froid, elle ne pousse pas le chauffage, elle n'a jamais eu beaucoup d'argent... Elle est venue dîner chez moi... Elle a un atelier où elle peut peindre de grandes toiles, tu te souviens qu'elle a fait l'École des Beaux-Arts ? Elle a deux grandes filles... oui, très intelligentes... », et comme tu me demandes de te parler de son mari... : « Elle ne vit plus avec son mari, elle vit avec ses filles... oui, qui voient leur père...
— Mais c'est un très grand malheur, un très grand malheur, dis-tu, me coupant net !
— Que veux-tu, maintenant elle se plaît à vivre seule... Chaque année, elle voyage, elle est allée en Turquie... Tu vois où c'est la Turquie... ... ? ».

Ainsi, nous avons parlé longtemps, très longtemps, tu ne pensais plus que tes jambes se fatiguaient, tu ne pensais ni à toi, ni à tes malheurs, ni à tes misères de vieille dame, ni à ce que la maladie de A. te fait endurer.

De temps en temps, tu me disais :
« Et puis encore ?... Et quoi encore ?... Allez... dis-moi, raconte-moi... ».

Le 8 juillet 1993

Le temps persiste, beau et sec. Un tourniquet-arroseur vaporise les pelouses, les feuillages des arbustes, et les fauteuils de jardin. J'ouvre le parasol, l'ombre dans un doux bruit d'eau. D'une voix frémissante, tu me demandes :
« C'est le jardin de 'mon oncle Paul' ? ». Tu sembles, en effet, redécouvrir un bonheur jadis ressenti, gravé en toi. Tu poursuis, trépidante de joie :
— Oui ! Vou-i ! C'est son jardin, je le reconnais... ».

Oncle Paul et son épouse tante Yvonne avec leur petit garçon Jacques, c'est ta joyeuse jeunesse maman. Paul, le frère aîné de ta mère était cultivateur d'une ferme de Brie cossue. De bonnes terres, une maison de belle pierre, une cour immense prolongée de vergers et de jardins de fleurs et de légumes, une bouverie pour les bœufs, des écuries, un pigeonnier célèbre, des douves sur un canal. Aux fêtes, c'était le lieu de réception de la famille.Tu en gardais des souvenirs heureux, jusqu'au jour de malheur. C'est arrivé dans l'entre-deux-guerres, tante Yvonne et le petit Jacques furent emportés par une maladie grave. Oncle Paul restait seul.

Aujourd'hui, tu te crois dans le beau jardin de la 'ferme des Douves', ton paradis. Tu en jouis.
« Tu t'en rappelles, me dis-tu, tu l'as connue tante Yvonne !
— Je ne me souviens plus, j'étais trop petite. Tu me regardes, surprise avec des yeux de reproche, tu trembles et me secoues le bras, mécontente !
— Mais il fallait aller la voir de ma part ! Pourquoi ne l'as-tu pas fait ? ».
En colère, tu m'en veux, tu pleures et ne trouves pas les mots pour me réprimander.

Le 10 juillet 1993

Du soleil pour notre promenade. Ta marche, irrégulière et alourdie, accuse ta mauvaise forme. Nous nous arrêtons à chaque banc.

Il est dix-huit heures. « Tu as faim maman ?
— Bien sûr que j'ai faim ! J'ai très faim, très très faim ! ». Ton bras m'agrippe et me secoue, tu me serres la main et l'écrase... L'angoisse te prend, tu sens le soir... et que je vais partir !
« Il doit bien y avoir ici un lit pour toi, tout de même, dis-tu, une maison pareille ! Tu vas rester ici ». Tu as pris ton air de commandement. Je ne me trouble plus, je ne réponds pas. Tu proposes autre chose gentiment :
— Tiens, la petite table, là. Si tu veux on peut y dîner ensemble, c'est bien assez pour nous deux !
— Ben ... non ! C'est là-haut que tu vas dîner, nous y allons...
— Cela les dérangerait beaucoup moins que nous nous installions à cette petite table, ça leur ferait moins de travail.
— Non, tu vas dîner là-haut ! un vrai repas t'attend ».
Tu m'arrêtes devant la petite table ronde sans plus rien dire.
Tout à coup, tandis que nous la regardons ensemble cette petite table ronde et que tu me tiens très fort par le bras, tu te dégages de moi : « Oui ! Je t'obéis ! » dis-tu fermement. C'est un oui sec, courageux, pressé. Un 'oui' d'indépendance dans l'obéissance.
Tu es décidée, me bouscules et te remets en marche. Tu vas, héroïque comme un soldat vers son combat. C'est délibéré, accepté, consenti.

Le 15 juillet 1993

Juillet rayonne sa bienfaisante chaleur, la bonne humeur est dans l'air. Tout va bien pour toi et pour moi. Il n'est que deux heures. J'écourte ta sieste, tu dormiras mieux ce soir. Au jardin, personne ! Le bonheur de notre paradis de fleurs. Je place nos deux fauteuils en vis-à-vis à l'ombre du parasol, sur le terre-plein. « Tu peux mettre ton fauteuil tout près du mien, me dis-tu ». Ai-je bien saisi la gentille proposition ?
Je pèle avec lenteur pour faire durer le plaisir, la grosse pêche-abricot mordorée tirée de mon sac et la partage en deux. Le jus me dégouline sur les doigts et dans la petite assiette. Je coupe des morceaux que je te donne à la cuillère l'un après l'autre.

« Tu vas m'aider à faire le mot croisé maman ?
— Voui, si tu veux... ».
Crayon en main, c'est parti ! J'attaque, lisant à haute voix les premières définitions. Je claironne une trouvaille, explique une intuition, mes essais, commente une erreur et te stimule : « Allez maman, cherche, creuse-toi la tête, tu vas trouver ! ».
Je lis... « A failli couler »... ? Trois lettres ? Tu prends l'air de chercher, tu cherches vraiment car... « Noé, cries-tu, No-é, appuies-tu, sûre de toi !
— Oui... ouais... c'est bon, dis-je, c'est cela, bravo ! ».
Tu étais imbattable en Bible, il t'en reste quelque chose ! et tu as dû la rencontrer autrefois cette définition ! L'autre jour, j'avais lu 'une vieille colère', trois lettres ? Tu avais crié... Ire,... i-re », c'était bon également.

À Mareville, puis à Lessartée, le dimanche après-midi, tu te plongeais dans les mots croisés. Te souviens-tu ? Non, tu ne sais plus.

Le 1er août 1993

Je suis partie quelques jours, je voulais revoir Mareville, le pays de mon enfance... La maison, la ferme, le village... Pouvoir peut-être t'en parler ? J'essaierai... on verra !
Visiblement, le nom de Mareville t'a dit quelque chose, tes yeux se sont mis à briller... Tu écoutais, tu m'as coupée :
« Oh ! ..., tu as vu des gens ? », tu as dit cela exactement comme tu le disais à papa, il y a soixante ans !

Plus que jamais superbe... l'imposante façade d'une stricte simplicité étincelait dans le soleil, un effet chantant ! L'orangé-rouille des briques et le gris-argent des silex taillés en couches horizontales alternées. Deux étages, dix hautes fenêtres identiques à petits carreaux. Au rebord du toit, très pentu en ardoises d'un bleu usé, quatre chiens-assis, au faîtage, deux grandes cheminées...
Tu écoutais :
« Tu te souviens maman ?
— Peu...peut-être..., disais-tu. Je continuais.
— La citerne à droite, près de la porte du jardin. Pauline tournait la manivelle pour remonter le seau.
— Ou...ou... voui !
— La petite bordure de la maison en silex où nous flanquions nos patinettes... « ... attention, ne tombez pas, vous allez vous écorcher les genoux ! ».
— Et comment on entrait ? demandes-tu.
— Pour aller plus vite, on prenait le petit chemin qui monte en tournant, la cour était si grande ! On entrait par la porte de la cuisine, les deux marches en pierre...
— Ou... ou... oui, disais-tu, avide, me dévorant des yeux ». J'ai continué.

Le 5 août 1993

Aujourd'hui semble un bon jour. Il fait très beau. À droite et à gauche, autour des gazons et des terre-pleins, fleurs et feuillages soignés m'enchantent. Par l'allée rétrécie, nous descendons vers le petit bois. Tu es reposée, on ne voit pas tes rides. Tu souris, ce qui t'adoucit la voix. Tu sembles sans souci et me dis que tu me trouves gentille. Une connivence entre nous, c'est bon ! Tu as envie de parler. Nous allons nous asseoir sur le banc vert du petit bois.
Intarissable, tu parles. Mais impossible de te comprendre. D'un ton monocorde et alerte, sans pause, sans chercher, tu enchaînes des sons, des syllabes attachées qui formeraient les mots des phrases d'un récit. C'est comme une récitation, rythmée sur ta respiration. Une langue inconnue pour un discours articulé avec précaution pour me persuader, me convaincre... De quoi ? je ne sais pas...
« Tu me comprends, n'est-ce pas, ajoutes-tu distinctement de façon affirmative.
— Pas très bien ! mais ça ne fait rien, continue, c'est comme si je te comprenais ! ». Tu continues, ou recommences, je ne sais pas ! Tu t'arrêtes soudain, épuisée ! pleine de questions dans les yeux !

Où étais-tu ? Un autre monde, une bulle, une prison, un paradis, un envol ?...

Je crois que tu n'étais pas triste de rester seule. Tu me disais que tu m'attendrais demain, mais je ne savais trop si mes visites te faisaient plaisir. Je veillais à ce que tu ne manques de rien.

Le 10 août 1993

« Votre maman est dans le jardin, annonce Eulalie, avec Marie-Louise qui est de service là-bas ». Comme prévu, on fête l'été aux Glycines blanches. Derrière la maison, sur la grande terrasse, un immense goûter ! Ils sont tous là, patients, membres du personnel, visiteurs du jour, donateurs et bienfaiteurs. Il fait très beau.
On a ouvert les portes-fenêtres, déménagé des chaises, porté de longues tables ovales, disposé gâteaux et jus de fruits à n'en plus finir. Dans l'ombre des parasols aux couleurs vives, un encombrement, une ambiance d'entr'aide ! des mondanités, presque !

Tu es là maman, mais où ? Je te vois de loin, sur le côté à droite, un peu à l'écart. Marie-Louise t'a mise là parce qu'elle sait que tu n'aimes pas être mêlée aux autres. Attentive, tu regardes... amusée ! À côté de toi, madame J. est venue s'asseoir, tu lui souris comme si tu l'avais prise sous ta protection. Je m'approcherai tout à l'heure, j'observe.

Tu as du sentir que j'étais là, tu es venue vers moi en clopinant. Tu avais eu ta part de gâteau, tu semblais heureuse, mais le bruit de la fête te fatiguait : « Ça suffit comme ça, m'as-tu fait comprendre, maintenant, on fait comme d'habitude ». Tu voulais aller vers le jardin du haut.

Le 14 août 1993

Tu réfléchis maman. À quoi ? À une réponse qui ne correspondrait plus à la question que je viens de te poser et que tu as déjà oubliée. Tu mijotes une phrase... la malaxes... remues les lèvres, un brin nerveuse comme chaque fois que tu te décides pour un propos persuasif. Une profonde inspiration, tu tiens ton souffle et d'un trait sans accroc, avec un ton sentencieux : « Ce n'est vraiment pas ce qui compte dans la vie, tu sais ! ». Ta main tremble, ta bouche aussi. Tu me regardes ! Que vais-je dire ? Rien ! J'enregistre et te claque deux gros baisers sur les joues. Détente maintenant, comme une victoire pour toi ! Tu avais à cœur de la sortir cette phrase inattendue que je connais bien. Tu l'as prononcée intégralement, superbement !

Je t'entends la dire à Mareville quand nous étions petites. Nous ne comprenions pas trop, mais nous savions que tu nous reprochais sévèrement ce qui n'allait pas, ce qui dépassait les bornes... Nos chahuts qui te fatiguaient, nos désobéissances que tu punissais, nos insistances et nos revendications.
'Ce n'est vraiment pas ce qui compte dans la vie' !. C'était l'époque où moraliser les enfants était de mise, et tu étais exigeante.
Belle question de toujours ! Qu'est-ce qui compte... ? dans la vie ? Question essentielle, la seule !

Le 30 août 1993

Pas besoin de te chercher, tu es assise dans ton coin coutumier. Entassée sur toi-même, jambes et bras croisés, rétrécie, engoncée, on te croirait condamnée. Tu m'ébauches de biais un faible sourire tristounet, ce n'est donc pas à moi que tu en veux ! Tu refermes les yeux.
« Alors maman... ? ». Pas de réponse.
Sur un autre ton : « Alors maman... ? ». Rien ! « Je suis là, tu me dis bonjour maman ? ! ». Tu ne bronches pas. J'insiste..., toussote... Rien. Je devrais peut-être partir ?... Que faire ? Ça m'ennuie de te voir ainsi ! Eh ! bien non, je ne pars pas, tire une chaise pour m'asseoir près de toi et attends.

Au bout d'un moment qui me semble long : « Viens, on va faire un petit tour ? » Tu lèves une paupière, articules un frêle « vou-i », desserres les jambes et les bras, lentement les décroises, redresses gauchement le torse et glisses ta main droite sous mon bras replié, l'enfonces. Je t'aide, te voilà debout.
Marie-Louise passe pour me dire, justement ! que tu n'es pas malade, mais... que ça ne s'est pas trop bien passé, elle et toi ce matin ! Bon ! dans un sens, je suis rassurée et ne chercherai pas à savoir, j'ai tout compris !
Tu fais trois petits pas rétrécis, te rassois. Je te relève, tu me regardes !... « ... Mais non maman, je ne te gronderai pas, ton problème avec Marie-Louise ne me regarde pas, ce sont tes affaires ! » Nous allons nous asseoir dans les fauteuils du petit salon.

Le 22 septembre 1993

Une ‘sale gamine’ (c’est toi !) qui fait marcher sa mère (c’est moi)... Oui, tu ruses et joues ta comédie ! Suis-je sotte de me laisser faire !

C’était hier après-midi. Croyais-tu que j’allais t’abandonner dans le noir du jardin ?... Tu me suppliais en geignant :
« Oh ! Tu restes avec moi... dis... ! Tu restes ici ce soir ? ».
Coupante, j’ai répondu : « Encore une heure et je repars. Je reviendrai demain.
— Tu me ramèneras chez moi alors ? » J’avais pris mon air sévère, tu te renfrognes, te raidis, butée.
Puis très vite tu te ravises et commences à osciller, à droite, à gauche : « Je vais tomber !
— Non, tu ne tomberas pas, je tiens ta main ».
Nous restons sans bouger. La nuit venait, j’attendais que tu veuilles bien avancer, j’allais me fâcher ! prends garde ! te gronder très fort ! tu le devines et joues l’endiablée, nargueuse. Me lâchant la main, tu t’esquives, pars d’un pied ferme, et, déjà loin, vite fait..., te retournes pour crier comme une revanche :
« Eh bien alors ! Qu’est-ce que tu fais ? Qu’est-ce que tu attends, tu arrives oui ? — et avec insolence, pointant du doigt le tas de feuilles mortes pourrissantes au bord de l’allée —, je vais m’asseoir là, par terre ! ».
Je t’ai saisie vigoureusement pour rentrer ! Tu n’as pas ta pareille ! Tu débordes de vitalité ! d’exubérance !
Je t’entendais encore dans le bus, tu m’avais dit : « ... tu me ramèneras chez moi ! ». Je croyais que ton ancien ‘chez toi’ était biffé de ta tête pour toujours, il n’en était rien.

Le 28 septembre 1993

... Tu m'as mise à bout ! Caprice ! cette stupide histoire de bancs ! Il a plu, les bancs du jardin sont mouillés. Sauf un. Nous allons nous mettre là. Non, tu ne veux pas... Tu veux l'autre qui est mouillé et moi, je ne veux pas... Tu t'arraches de mon bras et marches dare-dare vers ce banc mouillé. Je m'empare de ta main gauche tandis que de la droite, tu m'enfonces tes ongles dans le poignet... vengeance... vengeresse... Tu es vraiment vilaine, comme l'autre jour avec Claudine.
« Arrête... ! mais arrête... tu ne vois pas que tu me fais mal ? — Peuh ! me défies-tu, narquoise, ... ton banc, je l'ai vu, je le 'connais avant toi' ! ... je n'en veux pas ! ».
Je te ramène d'office à mon banc à moi :
« On va s'asseoir là ! ». Tu t'y laisses tomber d'un bloc. Sotte ! ... Ouf ! Tu ne t'es pas fait mal.
Comme c'est étrange ! Toi, la fière qui aimes te tenir si droite, tu ricanes et t'affales de ton long sur le banc. Tu t'étires et me repousses des pieds :
« Va-t'en, il n'y a pas de place pour toi ! ». Je remets tes jambes en place, pour m'asseoir, très en colère !
Revirement brusque, immédiat. Ta voix devient pleurnichante... et m'implore :
« Mets-toi tout près de moi, mon petit Silou ! tout près !... tout près !... plus près ! »
Tendre et câline tu me serres ! Tu as besoin de cajoleries... Je me dégage et commence à te masser. Dommage, j'ai oublié le talc, je m'exécute cependant, tout y passe, tes mains, les doigts et les paumes, tes genoux, le dos... Ah ! ton dos, tu aimes que je le frotte. Te voilà transformée, rénovée ! Je recoiffe tes cheveux en bataille.
« Tu es gentille tout de même ! », dis-tu charmeuse.

Le 24 octobre 1993

Par un soleil orangé qui rend le jardin somptueux, nous prenons l'allée du petit bois. Tu marches mieux, ne crains plus les taches d'ombres mais attention de ne pas glisser sur les feuilles mortes ! Tout-à-coup, virulente... tu me lâches vigoureusement le bras, et pars seule, dévalant le chemin presque en courant... Tu te retournes et cries : « On ne va pas traîner, avance plus vite ! ». Allongeant le pas, j'ai vite fait de te reprendre le bras ! Tu te remets à ton pas habituel ! Cet étrange caprice t'a donné des ailes !

Nous croisons l'ouvrier de la maison. Il ratisse les feuilles mortes, les ramasse à la pelle pour les jeter dans sa brouette. « C'est dangereux pour les vieilles femmes », me chuchote-t-il et je parle avec lui. Toi, prenant ton air hautain, tu lui tournes le dos. Nous reprenons notre marche. « Il t'a reconnue maman, il t'a dit bonjour, tu ne lui as pas répondu, tu es fâchée ?
— C'est possible, réponds-tu comme si tu le blâmais, il ne va pas très vite dans son travail, vrai !
— Ce n'est pas toi qui le paie ! Il finira demain...
— Tu le connais toi ?
— Un peu, toi aussi. Nous le rencontrons dans les couloirs, il accepte de faire ce qu'on lui donne à faire...
— Je ne le connais pas, moi, peuh ! ». répètes-tu, avec morgue !
Est-ce le mot 'vieille femme' qui ne t'a pas plu ! Non, tu ne supportes pas que je parle à autre que toi.

Je range les affaires, nous allons rentrer. Tu me fixes durement : « Dans la prison là-haut ? ce n'est pas cela, tu le sais ! » Je ne réponds pas... Tu concoctes jalousement une phrase dans ta tête et me la jettes méchamment : « ... avec toi..., on ne peut rien 'te penser' ! ».
Tu es partie dans un autre univers, nous ne nous correspondons plus.

Le 30 octobre 1993

Ton enfance, tes souvenirs..., tu aimais les retrouver et racontais volontiers, avant cette maudite maladie de A. Aux Glycines blanches maintenant, tu n'as plus que des images fugitives :
« Tu sais, avec ma petite maman... quand elle m'emmenait... ... », et ta voix se brise... « ah ! je ne sais plus... », rideau ! L'enfance colorée de la fillette choyée ne se racontera plus jamais.
Pourtant, l'autre jour, dès mon arrivée, tu m'as dit :
« Mon oncle Raymond ! », tu semblais le voir. Cette appellation, 'Oncle Raymond' me disait bien des choses.

Quand nous étions petites, Benoîte et moi, au *Clos briard*, chez nos grands-parents, tu nous montrais dans 'la grande-salle' où personne n'allait jamais — c'était en 1931 ou 1932 — un très grand cadre doré, le portrait de 'ton oncle Raymond'. Un jeune militaire en pied, station 'repos', il porte capote bleu ciel, bottes de cheval, calot de travers... Il pose, sourire aux lèvres, heureux d'être en permission.

Tu nous disais : « Regardez-le bien mes enfants, il est mort à la guerre quand j'avais quatorze ans ! 'Mort pour la France' ! un grand patriote oui... ». Tu racontais que très jeune, il s'était engagé. Il avait malheureusement reçu une balle perdue le jour même de l'Armistice, avait été soigné à l'hôpital militaire. Le maire était venu annoncer sa mort. Un chagrin terrible ! Une larme te coulait, nous comprenions que la guerre était quelque-chose de grave à cause de la mort et du chagrin. Moi, j'étais fière d'avoir un tel oncle !

Dans le cadre 'pêle-mêle' au mur de ta chambre de l'appartement, j'avais décollé pour te la montrer une petite photo jaunie de lui, tu cherchais son nom :
« C'est ton oncle Raymond », avais-je dit. Tu m'avais remerciée d'avoir trouvé ! « ... Je l'aimais, tu sais ! ». Tu le voyais... Au passé, au présent. Il était là : « Tu le connais, toi ? », m'avais-tu demandé.
Je me suis mise à te parler de lui et de la Grande Guerre.

Le 25 novembre 1993

Six jours que je ne t'avais vue maman.
Premier choc, tu es assise... dans un fauteuil roulant ! celui qui traînait dans le couloir... Tu as dû simplement t'y installer, t'y trouver à l'aise. Tu le fais rouler devant la fenêtre de la cour d'entrée, regardes les voitures qui stationnent, les gens qui sortent et ceux qui entrent. Je ne voulais pas t'imaginer dans un fauteuil roulant ! Tout, mais pas cela ! Je me heurte à l'évidence !

Deuxième choc, tandis que je te dis bonjour, je t'entends me dire : « Madame, qui êtes-vous, je ne vous connais pas ! ». Je n'en reviens pas, reste muette, me ressaisis... pour te claquer un gros baiser :
« ... mais si tu me connais ! je suis Solange, ton petit Silou, voyons, regarde moi !...
— Ah ! oui, dis-tu, dans un grand sourire... ». Ouf ! j'espère qu'il n'y aura pas de troisième choc aujourd'hui.

Dehors il reste des traînées de neige, un froid vif. Je te couvre chaudement et nous sortons en nous donnant le bras. Derrière les troncs des grands arbres, le soleil est un disque encastré dans la brume bleutée. Des odeurs de feu de bois. Tu te baisses pour prendre un reste de neige.

Hardies petites..., nous marchons d'un bon pas. L'air piquant nous ravigote. Ton bout de nez rougi dépasse de ton bonnet de laine. « Mais non je n'ai pas froid, dis-tu, il m'en faut plus que ça, tu sais ! ». Brave petit soldat qui ne se laisse pas abattre !

Le 26 novembre 1993

Nous deux dans le jardin, seules. Les personnes qui me voient par les vitres vont me trouver folle de te promener par ce froid qui persiste. Je te tiens ferme et te fais marcher vite, tu sembles ravie, moi aussi, affairée à avancer. ... Misère ! Que nous arrive-t-il ? Tu perds ta couche... elle te glisse entre les jambes, lentement, assez remplie il faut le dire ! Je ramasse, vite ! et le tout dans la poubelle du jardin. « Ce n'est rien maman, ne t'inquiète pas... ».
Je suis ennuyée, tu as cessé de rire, nous nous asseyons pour que je te couvre les genoux avec le châle supplémentaire. Tu me remercies, te retournant vers moi : « Donne-moi un baiser... ».

Nous remontons, moi peu fière ! va-t-on me reprocher d'avoir sorti ma mère par ce temps ? Ma chance, Claudine est de garde, je lui fais mes aveux. Elle rit de me voir confuse :
« Ce n'est rien, ne vous en faites pas madame Solange, je vais chercher Eulalie, nous allons nous en occuper de votre maman. Venez madame Gabecar ». Elle t'emmène par la main... Ah ! les braves... Merci.

Avant de partir m'occuper de la couche souillée dans la poubelle, munie du journal et d'un sac plastique, je retourne au jardin faire disparaître les traces. Le soir est venu avec la nuit, personne ne me voit !

Le 30 novembre 1993

« Alors maman, tu vas bien ? Nous allons pouvoir faire notre petite promenade ? »
Tu ne donnes pas forcément de réponse. La télé marche le son baissé, les images colorées remuent et se suivent sans qu'on s'y intéresse. « Ça anime... », dit-on ici.
« Nous allons nous promener toutes les deux ? », j'ai dit cela très délicatement. Eulalie m'a dit que tu allais bien.
— Si tu veux Ou... ou... i ! », as-tu répondu en minaudant, sans être aimable. Puisque tu es d'accord, on y va.
Je prends les affaires dans ta chambre et reviens t'emmitoufler. Tu ne te laisses pas faire pour l'habillage, il faut te bouger les deux bras, sans s'impatienter. Le gilet rouge est dur à enfiler mais la fermeture éclair se tire facilement. Très large, le manteau douillet prévu pour l'hiver, (notre sœur Simone l'a fait spécialement à ta taille), un grand fichu de laine en plus autour de tes épaules, le bonnet de laine, je fourre tes gants dans ma poche et te les mettrai dehors, te voila équipée. Ne perdons pas de temps, la nuit tombe vite en novembre. Au retour, l'installation sans histoire à ta place réservée. « C'est la place de madame Gabecar, on la met là, elle aime bien », avait dit un jour Marie-Louise, chose décidée et adoptée, on te met donc là.

Passé dix-sept heures trente, ça s'agite pour le dîner, on sent la bonne soupe. On a toujours faim ici ! Petit remue-ménage des chaises et des gens, je t'assois à table. Tu prends ta figure mécontente. Tu retiens de la main la chaise près de toi et pousses ton couvert devant cette chaise :
« Pour toi !, dis-tu pour que je comprenne. Je repousse le couvert devant toi.
— Non maman, inutile, je ne dîne pas ici, tu le sais, je te l'ai dit... ».
Je tourne les talons.

Le 10 décembre 1993

Aujourd'hui, rythme de marche différent. Tu fais des pas traînants et courts, tu manques d'équilibre. On croirait que tu as peur. Raidie, tu t'arrêtes et fais mine de tomber. Tu hésites, cherches où tu es... désorientée quand nous atteignons le bout de l'allée et perplexe que je te fasse rebrousser chemin. « Où m'emmènes-tu ? » disent tes yeux inquiets !

Voici que tu examines tes pieds sans avoir l'air de comprendre. Une tache sur le chemin t'effraie et maladroitement, au risque de tomber, tu fais un immense pas pour l'éviter. Je prends soin de te tenir solidement et abrège la promenade. Nous allons goûter et rentrerons.

Sur le banc à lattes, voici les deux assiettes et les deux serviettes vert pomme et le sac de petits cœurs sucrés.

Je te passe la première assiette où j'ai disposé cinq gâteaux. Tu me dis sans y toucher :

« Il en manque deux.

— Pourquoi, dis-je ?

— Il en manque deux, répètes-tu sérieusement sûre de toi.

— Eh ! bien les voilà, tiens... » et j'en remets un sur ton assiette.

— C'est bien », dis-tu, satisfaite. Et sans attendre, tu prends dans ta main les trois gâteaux que j'ai posés en premier, les fourres goulûment dans ta bouche, les avales.

Perplexe, je prends pour moi les trois qui restent. J'ai compris après. Cinq n'était pas partageable. Logique ! La maladie de A. ne bloque pas le raisonnement.

Le 18 décembre 1993

Le jardin s'est hivernisé, immobile. Noël approche. Tu es emmitouflée dans la houppelande de Simone avec le châle et les écharpes en laine.
Échappée de là-haut, madame de G. surgit dans le froid du jardin ! Sans manteau, en petit pull beige sur la robe de coton, elle court vers nous, essoufflée ! Elle répète qu'elle cherche à téléphoner pour joindre son mari. Ses yeux s'embuent ! Je lui dis de rester avec nous.
« Non, non, je veux aller chez moi, vous comprenez, mon mari m'attend, il va s'inquiéter. Faites quelque chose, je vous en prie, vous pouvez m'aider.
— Votre mari vient vous voir tout-à-l'heure, Madame de G., attendez-le, il a l'habitude d'arriver à l'heure et vous savez qu'il n'arrive jamais en retard !
— Ah ! bon... vous croyez... ». Elle grelotte en remontant.

Dans l'ascenseur, toi maman, tu bougonnes et ne lui laisses qu'une toute petite place en rechignant... Dans le séjour, jouant la délaissée, tu fais la mauvaise tête. Tu es encore jalouse !
Madame de G. va de l'un à l'autre, interpelle l'ouvrier au travail dans le couloir, questionne chacun qui répond évasivement, la renvoyant plus loin. Elle est pâle malgré son œil vif enflammé.
Toi, assise et mécontente, tu fermes les yeux... puis, les ouvres sur les gens qui sont là. Un regard incisif de fière dame distante !
On croirait pourtant que tu commences à les aimer !

1994

Regardant les nuages blancs avancer dans le ciel bleu,
tu as dit : « Mais qu'est-ce qui se cache derrière tout ça ? ».

Le 2 janvier 1994

La série des fêtes se termine, tu as été gâtée de visites, plusieurs de tes enfants et petits-enfants sont venus, c'était le nouvel an. Mais tu n'aimes pas les fêtes, du moins les réjouissances des fêtes !

Je n'ai pas paru durant cette période, neuf jours sans te voir. Aujourd'hui, tu me fais bon accueil et souris, c'est agréable. Tu 'charabiates' d'un ton paisible, adouci des choses rapides que je ne comprends pas. Dehors, une fraîcheur hivernale, mais le soleil est là avec sa claire lumière de janvier. Emmitouflée, tu manges ma compote. Tu aimes le vif de l'hiver, tu es heureuse !

Au retour, t'accrochant à la rampe du couloir et pressentant mon départ : « Ne me laisse pas », dis-tu d'un ton suppliant.

Dans notre coin salon où personne ne nous dérange, tu t'es mise à parler... parler, essayant d'articuler au mieux et tu n'en finissais pas de raconter. C'était décousu, je ne saisissais que des bribes. J'ai capté, sans te faire répéter, quelques phrases à la volée. Tu as dit :

« J'avais hâte de rentrer, je ne savais pas... ce qui allait m'arriver ».

Et puis : « C'est le manteau rouge, il faut le mettre à sa place ».

Et puis : « La clé sous le pot de fleur... ». Tu racontais tes rêves ? Je t'écoutais comme si je te comprenais.

Mais je ne comprenais pas maman, on ne se comprend plus...

Le 5 janvier 1994

Les festivités de Noël t'ont fatiguée, tu es lasse et parles moins. En revanche, ça bouillonne dans ta tête.
Tu es avide de transmettre des conseils moralisateurs qui te tiennent à cœur. Péremptoire et sûre de toi, tu t'appliques à prononcer. C'est court, un mot, deux mots, tu résumes ! ... un avis, un avertissement, une norme. Tu veux communiquer le meilleur de toi-même resté imprimé en toi.

Dans ton cerveau qui lentement se détériore, ta vive intelligence demeure, mais que devient-elle sans mémoire ? sur quoi s'appuie-t'elle ? Tu n'as plus que des visions évanescentes et fugitives de ta petite enfance !
Chaque jour, tu t'efforces comme tu peux à capter les faits, tu ne les retiens pas, ils s'envolent dans l'instant sans que tu le saches. Si tu les retrouves, tu les déformes et les reperds. Tu cherches et recherches, en quête, en manque de quelqu'un ou de quelque chose, alors finalement tu ne cherches plus et rentres en toi-même.

Le jour arrivera où tu ne sauras plus rien de ce que tu as appris, rien de ce que tu as acquis. Ni de ce que tu sais faire. Jusqu'aux actes les plus élémentaires.
Tu vas désapprendre, te déséduquer, lentement... Une éducation à rebours, la maladie de A.

Le 10 janvier 1994

Madame O., l'épouse de monsieur O. son grand homme en fauteuil roulant qu'elle assiste quotidiennement jusqu'à ce qu'il soit couché, me parle quand nous nous rencontrons dans le jardin. C'est une dame sage et profonde, nous abordons des sujets spirituels. Aujourd'hui, il s'agit de tendresse.
« La tendresse, me dit-elle, c'est d'être là, avec des petits gestes de quatre fois rien, une addition de petites choses, vous pensez comme moi, n'est-ce pas ? ».
Son mari dormote. « ... Il ne réagit plus» dit-elle.
En le regardant, je vois ce que sera le visage de cet homme sur son lit de mort.

Me sentant parler avec quelqu'un d'autre, tu te rebiffes maman, ou tu inventes un motif pour que je m'occupe de toi, ou tu m'appelles.
« Je suis folle, ah ! je suis folle !
— Attends, j'arrive...
— Ah ! Je suis folle, répètes-tu.
— Mais non, voyons, tu n'as plus ta mémoire, ça n'a rien à voir ! C'est autre chose. Allez, on goûte... ».
Il fait beau sous un soleil hivernal, moins pâle que celui d'hier. Madame O. est déjà remontée avec monsieur O. et nous allons les suivre.

Je n'ai jamais revu monsieur O., ni madame O. J'ai compris plusieurs jours après... l'absence définitive, le grand départ !
Aux Glycines blanches, on tait la mort. On se la chuchote entre sympathisants, par la suite... si on devine... parfois longtemps après...

Le 23 janvier 1994

Je suis aux Champagnettes, chez ma belle-sœur et ses enfants, à 200 kilomètres de Paris. Sonnerie du téléphone :
« C'est pour toi Solange, c'est ta sœur Monique, elle veut te parler ».
Je soupire.
« Allô ! Solange... c'est moi Monique, maman est tombée dans sa salle de bains pendant sa toilette. Elle s'est fendu l'arcade sourcilière, il a fallu cinq personnes pour la tenir pendant qu'on la soignait. Le médecin lui a fait trois points de suture, ça va à peu près.
— Je reviens mardi, j'irai la voir mercredi. Merci de me prévenir ».
Que faire ?
Monique avait rajouté de ne pas m'inquiéter.

Le 25 janvier 1994

Une bande Velpeau te couvre l'œil gauche. Ma pauvre maman, te voilà bien arrangée ! Je vois de plus près. Sur la partie gauche du visage tuméfié et gonflé, c'est violet, vert carmin. Tu parais en colère, dans un état de fureur, tu te tapes les mains en grimaçant.
Ça te fait mal ! Tu me parles fort, de ta mauvaise voix, comme si tu m'insultais : « Comédie ! Comédie avec toi ! Comédie, comédie tout ça ! ». Perplexe, je me penche vers toi : « Tu exagères maman, pourquoi tu dis ça ? », tu remues la bouche, et grommelles, ronchonnant sans que je puisse comprendre. Que dire ? ...
« Sois gentille, regarde-moi, je te connais...
— Je me demande ce que tu fais là » réponds-tu d'un ton triste de reproches. Ton œil droit se fixe... dans un autre monde, dans une bulle.

Ça ne dure qu'un moment. Je dis : « Tu veux que je m'en aille ? ».
Surgit Marie-Louise, les bras chargés d'une pile de linge, avec son air apaisant. Elle t'aime maman, tu lui plais. Elle doit se rendre compte de ma misère :
« Vous savez, il ne faut pas vous inquiéter madame Solange, votre maman s'en tire bien, ce n'est que superficiel, l'affaire de quelques jours. Mais ça l'a mise de mauvaise humeur, elle n'est pas à prendre avec des pincettes. Ne vous en faites pas allez ! Elle est encore sous le choc ».
Je sors le goûter en hésitant, deux nonnettes. Sait-on si elles vont te plaire, vas-tu les refuser ? Non, tu me les arraches de la main et te les fourres dans la bouche. Je m'assois. Tu fermes les yeux, je te caresse la main. Non, il vaut mieux te laisser. Tu es malheureuse, meurtrie, agacée, sauvage !
Ta voix faible et fatiguée marmonne, je ne te fais pas répéter.
« Je suis là maman, il ne faut pas t'inquiéter ».

Tu t'es adoucie, je te souris :
« Tu as mal ?
— Vou-i ! Oh ! ça voui, très mal... ».
J'ai posé ma main sur le bas de ta joue tuméfiée, c'était chaud.

Le 26 janvier 1994

Tes fils seront retirés demain. Ton visage se guérit, il ne te restera ni traces, ni cicatrice. Seulement, tu as encore un peu mal. Ça va passer, tu t'en es bien tirée. C'est une mauvaise phase à traverser, pour toi, pour nous.
Je suis repartie assez vite car je n'ai pas voulu te fatiguer, mais suis restée triste de t'avoir vue. Dans le bus et le métro je ne pensais qu'à toi, grognon, de mauvaise humeur. Tu prends tout mal en contre-coup de ta chute. Pour nous aussi, c'est pénible de venir te voir. Courage, ça va passer, il faut prendre patience.

Je reviendrai demain. J'essaierai de te dire des petites choses. Tu veux la paix, la paix... Tu n'as que ce mot dans la bouche. Pour toi, la paix, c'est qu'on te laisse tranquille. Tu te trompes, là n'est pas la paix. On ne peut pas te laisser tranquille, tu as besoin qu'on s'occupe de toi. Je ne peux rien t'expliquer, tu ne peux plus rien comprendre !

« Je suis folle, folle... », tu nous casses la tête. Nous n'utilisons pas ce mot, c'est toi qui l'emploie. Tu veux mourir... Tu es bien vivante pourtant ! Tu crois qu'on te ment ! Qu'on te joue la comédie ! Tu te plains, tu rouspètes...

Je devrais te gronder très fort ! Non inutile, tu es dans un autre monde. Tu ne te rends pas compte... et ce sera de pire en pire...

Le 27 janvier 1994

Tu te tapes les mains l'une contre l'autre — c'est ta manie depuis ta chute. Tu scandes maladroitement en chantonnant : « La paix... la paix... Oh ! la paix... ».
L'œil mauvais, tu me regardes avec méfiance et malice, à la fois docile et rébarbative ! C'est ton fort maman, d'être dans les extrêmes.
Plus de pansement sur l'œil, ton visage tuméfié reprend ses couleurs normales, tu as été bien soignée, c'est encore douloureux. Soit !...
Est-ce pour cela que tu me regardes avec reproche ? Que je n'aime pas cet air revêche qui semble m'accuser moi et ceux qui sont là.
En grimaçant, tu me grondes :
« C'est toi qui mens, oui, c'est toi ! Moi je t'ai toujours aimée quand tu étais petite. Oh ! oui ! ... ».
Allons bon ! Mais tu me hais donc aujourd'hui ? C'est à cause de tes misères de chute. Tu as mal, tu souffres et je ne fais rien pour que tu ne souffres plus. C'est cela ?

Ton air maussade et ton tourment ! Je finis par les connaître, j'ai mon remède, te gratter le dos. Par ton col de chemisier, j'introduis ma main sur toute la surface du dos, je gratte. Le miracle ! prise d'indolence, tu t'endors.
Un peu plus tard, je te frotte les mains, te fais les ongles, te recoiffe... m'occupe de toi !
« Ça va mieux maman ?
— Ça va mieux, dis-tu gentiment ». La douceur du ton me charme, j'ai ma récompense. J'en aurai une seconde :
« Tu es gentille ! Oh ! comme tu es gentille ! ».

Le 10 février 1994

Il était dit que les Glycines blanches prenaient en charge l'entretien du linge et des habits des pensionnaires. C'était prévu, compris dans le tout.
Aujourd'hui, tu portes le même pull que les jours précédents, un beige usagé trop léger pour la saison. J'en parle à Eulalie, la garde du jour. « Mais y-a plus rien », répond-elle. La moutarde me monte au nez, mais inutile pour le moment de montrer ma colère, Eulalie est susceptible.
Je les avais pourtant marqués tes pulls, 'L. Gabecar' tissé en rouge sur ruban blanc. Il y avait le vert amande, le rose ocre, le gris pâle qui s'harmonise à tes cheveux argentés et le bleu marine côtelé, ton préféré.

« Allez voir en sous-sol à la lingerie, me dit Eulalie, prenez l'ascenseur, c'est au bout du couloir à gauche, puis encore à gauche. Cherchez bien, vous finirez par trouver. La lingère est 'en arrêt', on manque de personnel ! ».

Le labyrinthe des couloirs pour trouver la lingerie. Là, un capharnaüm de vêtements... empilés, suspendus, sur cintres, en vrac, en tas.
Je pénètre, enjambe, inspecte et cherche les pulls de maman.
J'en décroche deux, secs depuis longtemps, en déniche deux autres, dans un tas de 'prêts à laver'. Je n'ai pas mon compte, passe outre !
« Vous voyez qu'ils n'étaient pas loin ! », crie Émilie en m'apercevant avec ma charge.
Et toi maman : « Ça fait longtemps que je t'attends ! Qu'est-ce que tu faisais donc ? ».

Le 12 février 1994

Tu es assise dans le salon-séjour, le dos droit et raide, sans t'appuyer sur le dossier du fauteuil comme tu as l'habitude. Le visage tendu, serré, vieilli, les yeux furetant dans la pièce où quelques patients se reposent, tu sembles de mauvaise humeur, surtout tourmentée.

« Tu as des soucis maman ?
Pas de réponse, tu relèves le menton, le pointes en avant. Je tire mon fauteuil près du tien, et sollicitante, te dis :
— Tu peux me les raconter tes soucis ?
— C'est toi qui me les fournis ! », me réponds-tu sèchement. Je soupire, ne pas insister, je vais attendre. Heureusement, j'ai mon tricotage et m'y mets. Quand tu es de mauvaise humeur, laisser passer, ne pas parler, ne pas te faire la tête, ce qui ne ferait qu'empirer l'affaire, attendre patiemment et les choses finissent par s'arranger.

Dix minutes après en effet, tu sembles légèrement détendue, ça t'ennuie que je me taise ! Je murmure :
« On va se promener ?
— Vou...i », fais-tu.
C'est bon ! Je te mets ton manteau avec facilité, sans que tu résistes, et nous voici déambulant dans le jardin.

Soudain, tu dis, lentement et gracieusement :
« Quand même, ça ne doit pas beaucoup t'amuser de venir me promener comme tu le fais, si gentiment ! ».
Ai-je bien entendu ? La phrase me va droit au cœur ! C'est touchant ! J'en reste ébahie ! Que te répondre ? Je te dis pourtant :
« Ça me fait plaisir à moi que nous puissions nous promener ensemble. C'est bon pour nous deux. Regarde notre bonne santé ! ».
Et nous poursuivons notre marche dans l'air léger.

J'aurais dû savourer ce bon moment puis me taire, j'ai voulu en faire trop. Nous nous sommes assises, je me suis rapprochée de toi

et j'ai dit :
« Tu as toujours tes soucis maman ?
— Oh ! Oui...
— Dis-les moi un petit peu...
— Je ne peux pas, tu ne me dis pas, toi, ce que tu fais de ta vie ».
Le vrai de nos deux vies, notre étrange façon d'être l'une vis-à-vis de l'autre. Tu as su dire, je n'ai rien à rajouter.
Dans le bus qui descend sur la Seine, je me redis tes paroles d'aujourd'hui, me les répète. Est-ce la maladie de A... qui permet cette étrange lucidité ?

Le 20 février 1994

Je te trouve assise dans le petit salon près de la fenêtre.
M'apercevant de loin, la nouvelle garde Eulalie m'interpelle : « Elle y est allée seule votre maman, vous savez ! ». Comme si c'était un exploit ! Mais elle ne te connaît pas très bien, Eulalie, elle n'a pas encore compris de quoi tu peux te montrer capable. C'est bien maman, tu as su prendre de toi-même, jusqu'au bout le grand couloir et tu m'as même préparé un fauteuil.
« Tu m'attendais ?
— Mais bien sûr que je t'attendais ! », réponds-tu comme scandalisée que je puisse en douter ! Ça vaut bien un baiser de récompense cette répartie, je t'embrasse. Tu es avenante, gentille, aimable. Que c'est agréable !

Nous restons ici un moment, je brûle de t'emmener à la rencontre d'un frêle printemps qui très timidement commence à s'annoncer dans les endroits abrités. Le soin de vérifier discrètement que tu as culotte et couche bien accrochées, petit contrôle, il vaut mieux. Au jardin, l'herbe frémit, prête à pousser, un minuscule vert-pomme pointe à l'extrémité de quelques branchettes. On entend des trilles d'oiseaux invisibles.

Tu coules des pas courts et réguliers, je rythme les miens sur les tiens, nous avançons, dans une connivence muette, comme si nous nous étions toujours entendues. Un après-midi de paradis !
De crainte que ces doux moments de calme ne se brisent et que leur charme ne se rompe — un rien pourrait tout gâcher —, j'écourte la promenade et nous retrouvons notre petit salon. La maîtresse de maison du service voisin passe près de nous : « Ça va madame Gabecar ?
— Ça va, ça va, merci madame, réponds-tu, d'une voix nette que je ne te connaissais plus. Ton visage s'est épanoui, les vilaines rides horizontales du front et celles verticales entre les arcades sourcilières ont disparu.
— Vous avez 'de la visite', madame Gabecar !
— Mais voui ! Madame », réponds-tu avec suffisance affable. Et

t'adressant à elle, tu lui bafouilles alors dans un jargon compris de toi seule, sur un ton légèrement mondain, tout un discours sûrement de gentillesses qui traduit ta bonne humeur. La dame t'écoute en souriant jusqu'au bout. Ce que tu pensais signifier n'était sûrement pas incohérent.

Le 23 février 1994

Une patiente vient vers nous et te regarde, prête à parler avec toi. S'effraie-t-elle de tes yeux sombres, elle passe. Tu me questionnes : « Qu'est-ce qu'elle me veut la femme ? ».
Peut-être, es-tu peinée qu'elle ait fui et te sens-tu coupable de ne lui avoir rien dit. En tout cas, tu es mécontente et gémis : « Ah ! mon Dieu, prenez-moi ! ».
Je ne dis rien, c'est à nouveau le silence. Tu marches dans le soleil qui brille, un soleil neuf qui nous chauffe le dos. Ce n'est pas si mal en hiver. Toujours mécontente, malgré le soleil, tu dis, l'air désinvolte :
« Tu peux partir tu sais.
— Pas tout de suite, tu vas goûter avant ».
Tout va mieux quand tu as mangé, je le sais. Tu as bon appétit, surtout quand tu n'es pas contente. C'est une bonne chose finalement, ce petit goûter. Finie la dernière bouchée, tu es revigorée, les choses vont mieux.

Tu te penches vers moi avec ta bonne voix :
« Je voudrais, je voudrais..., je voudrais que...
— Tu voudrais quoi maman ?
— Je voudrais que tu ... ... ».
S'en suit une interminable série de syllabes difficilement articulées avec précaution. Je ne reconnais aucun mot mais comprends que tu m'expliques en détail comment tu pourrais 'très-bien-partir-d'ici'.
Je ne réponds pas.

Le 28 février 1994

Un petit froid sec de février. Nous sommes sorties une demi-heure, c'est tout. Aujourd'hui est un jour banal ! Banal ! Non ! Un jour peu banal justement, en raison d'un petit fait exquis. Je l'appellerai 'le jour de la pâquerette' !

Gentiment nous cheminions entre les deux pelouses. Sans rien dire, tu t'inclines lentement, te penches très bas, la main tendue vers l'herbe sur le côté, tu as un malaise, qu'est-ce que tu as, non, tu cherches dans l'herbe ? tu te relèves et me prends brutalement la main, dans le creux de laquelle tu déposes une petite chose humide :
« Tiens, c'est pour toi ! », dis-tu, prenant un air gauche et maladroit. C'est une pâquerette, une simple pâquerette d'hiver à queue courte recourbée, aux frêles pétales d'un ton blanchâtre qui vire au carmin, en couronne autour d'un petit cœur qui va jaunir. La pâquerette, fleur d'amour ! ... un peu, beaucoup, de tout cœur...

Le 3 mars 1994

Aux Glycines blanches, passé dix-huit heures. Je me presse de partir. Le salon d'accueil en bas. Une petite dame s'acharne à pousser la porte de sortie. Je la reconnais, c'est la dame menue du troisième étage, madame V., celle que nous rencontrons dans le jardin, au bras de sa fille qui lui chantonne des chansons. Étonnée, je la regarde emmitouflée dans son gros manteau d'hiver. Chapeautée, gantée, elle tient d'une main l'anse de son sac à main noir et de l'autre pianote nerveusement le digicode. La maudite porte, diaboliquement, reste fermée... la dame cherche à se sauver... ! Si sa fille la voyait !

La personne préposée à l'accueil, qui travaille sans être vue dans le deuxième bureau au fond à droite, veille sur la porte. J'attends, moi, pressée... ! m'approche de madame V. :
« S'il vous plaît, madame, soyez gentille de me laisser passer... ». J'ai parlé avec courtoisie et amabilité. « Ah! ça non ! me répond-elle sèchement, figée sur la porte, les deux mains agrippées sur la poignée, reprenant du souffle : ... Je n'ai rien à faire avec vous, madame !... » Impérative, elle me fixe avec défi. C'est l'heure du dîner, personne alentour, je suis toujours là.
Par une porte dérobée arrive, inattendue, une jeune personne que je reconnais pour être une nouvelle stagiaire en animation de groupe. Mignonne et charmante, elle fait mine de se promener.
Passant près de moi : « ... On la cherche ! ... » me glisse-t-elle, et se dirigeant vers madame V., lui tend la main : « Madame V., venez avec moi... ». Madame V. ne s'en laisse pas voir, elle refuse la main tendue et continue de s'acharner sur la porte qui lui résiste et qu'elle ne lâche plus. C'est clair..., elle a décidé de partir, elle partira. Elle n'ira pas avec cette fille qu'elle ne connaît pas... et qui n'a rien à faire ici.
Alerte. La sonnerie du téléphone ! ... quatre..., cinq, six, sept coups... Qui répond ? ... Silence, puis le léger tapement des talons de madame T., l'infirmière, qui vient droit vers madame V. :
« Madame V., vite ! on vous demande au téléphone... Madame V. se retourne sans hâte, fronçant le sourcil, sans lâcher prise :
— Oh ! Moi ! ? Vous croyez ? Non, ce n'est pas pour moi votre téléphone... je n'attends personne... ! ».

Quelques paroles entre elles, amènes et sereines. Je m'éloigne, en marge. Ne rien compliquer.
Alors, sans se départir de son calme, comme si tout était normal, simple et facile, et comme si le téléphone n'avait jamais sonné, l'infirmière prend la main de madame V., agneau docile qui se laisse emmener.

La fille de madame V. n'aura pas à se tourmenter. Elle ne saura rien, ne devinera rien du projet de fuite de sa petite maman-bébé.

Le 9 mars 1994

Premières chaleurs printanières. nous partons rapidement retrouver 'notre' jardin. Tu es de bonne humeur, profitons-en avec ce soleil. Dans le couloir, une dame... (que je ne connais pas), t'apostrophe très courtoisement :
« Bonjour madame. Comment allez-vous ?
— Oh ! Merci, lui réponds-tu, 'grâce à vous' ».
Au jardin, beaucoup d'asters, ouverts, réveillés, éclatants. Tu as cette parole délicieuse : « Oh ! Je suis gâtée... gâtée de tout, de tout... surtout de toi ! ».
Nous gagnons la terrasse derrière la maison pour nous asseoir, tu ris gentiment :
« On est bien... là !, et tu ajoutes sur un ton de reproche à toi-même, mais comme je suis paresseuse ! », joignant les mains, puis les tapant l'une contre l'autre comme pour applaudir.
Il m'avait semblé que tu marchais de travers, aussi je te demande si tu as mal au genou. « Oh ! un petit peu, dis-tu. À la bouche, oui, beaucoup ! ». Tu la tords en tous sens cette malheureuse bouche, et me demandes : « Tu l'as fait voir au médecin ?
— Ah ! moi, non, c'est toi qui as mal, ce n'est pas moi. C'est toi qui verras le médecin.
— Oui, m'assures-tu ! ».
Sachant combien j'avais le dos fragile et douloureux, tu m'avais dit une certaine fois : « J'ai mal à ton dos ! », et une autre fois : « ... ton dos me fait mal ! ».

Tu mêles et mélanges ! Tu es moi, je suis toi. Bizarre méli-mélo. Mystère du moi, du toi ? Symbiose !

Le 10 mars 1994

C'est un point stratégique amusant ce petit recoin du mur légèrement à part au salon-séjour. Tu l'as découvert puis adopté. Face au couloir, dorénavant, c'est ta place. On y laisse ta chaise, tu y fais ta sieste. C'est là que je te retrouve, passant le temps à observer. Tout t'intéresse ! La sortie de l'ascenseur, les allées et venues du couloir, le seuil de la cuisine, le salon-séjour.
Il est quinze heures, je sors de l'ascenseur, étouffe mes pas sur la moquette du couloir et, de loin, te vois. Sous la houlette de Germaine invisible, la température du service est bonne. Sagement assise à ta place, les bras croisés, le dos bien droit parallèle au dossier de la chaise, la jambe gauche ballottante croisant la jambe droite, le pied à plat sur le parquet, tu es comme chaque jour à cette heure calme, immobile, la même.

Aujourd'hui, m'as-tu vue, ou fais-tu semblant de ne pas me voir, coquine ? Tu me diras que tu n'as pas dormi... Pourquoi ? Parce que tu as 'trop à penser pour dormir', m'as-tu dit. Tu trouves ton bien-être à te réfugier en toi, à savourer ta solitude. Avec 'tes pensées'...
Je me glisse une chaise près de tienne, tu n'as pas ouvert l'œil et ne bouges pas. Devines-tu quelqu'un ? Me devines-tu ? Tu penses peut-être : « Ah ! c'est encore elle ! Que vient-elle faire ?... ». Tu continues de faire semblant de dormir. Silence. Tu es là, je suis là. L'aiguille de l'œil de bœuf me nargue !
Je te tapote l'épaule puis articule à voix basse : « Maman, c'est moi... Silou... tu me connais... je viens te voir... ».
Tu lèves une paupière, la rabaisses. Je caresse ton genou droit puis le gauche échangé avec le droit. Je remue les affaires du sac, faisant du bruit exprès :
« Maman, tu vas bien ? Je suis ton petit Silou, c'est moi ! Alors ? ».
Tu esquisses un sourire sans regarder.

Dans la cuisine, Germaine assise à la petite table en ayant bon œil sur sa troupe taciturne du salon, prépare 'ses' médicaments. Elle compte les comprimés qu'elle met dans les cases des boîtes en plastique, écrase au pilon ce qu'elle dissimulera dans les assiettes de soupe.
D'un signe de tête à mon arrivée, elle m'avait signifié que tu allais bien. J'irai bavarder avec elle tout à l'heure.

Le 16 mars 1994

Le service est en effervescence aujourd'hui. Je te retrouve dans ton coin, à l'affût, tu n'en perds pas une et montes, à ta manière, en scénario des problèmes qui ne te regardent pas ! Tu me prends par le bras, voulant me faire complice ! Tu crois savoir et veux que je sache, m'adresses des phrases coléreuses dont je ne comprends que le début car elles se terminent en charabias :
« Pourquoi est-ce qu'elle ... ... ?... (charabia !...)
Puisqu'elle avait dit que ... ... ! (charabia !...)
Il fallait qu'elle ... ... ! Avec un soupir de lassitude, tu abandonnes la partie ..., et puis tant pis ! ».
J'approuve que tu les laisses se débrouiller, tu fermes les yeux, vaincue.

Qui est cette 'elle' qui revient sans cesse dans tes propos. N'est-ce pas la fière et jolie pensionnaire arrivée récemment dans le service ? Cette 'elle' : « ... pour qui se prend-elle ? ... elle va voir ..., la belle ! Même régime pour tout le monde, ici ! ».

Tu rouvres les yeux. Digne, ayant repris souffle et feignant le retrait, tu te repositionnes au combat :
« Ils me forcent à mentir, dis-tu, voui ! à mentir ... mais je ne mentirai jamais, ils n'ont qu'à ... ... !, puis, affirmative, s'adressant à moi avec fougue, tu la connais pourtant, toi ? ... mais dis-le, puisque tu la connais ! ...
— Non, je ne sais pas, j'ai aperçu une nouvelle dame, c'est tout. Ce n'est pas notre affaire maman.
— Oh ! Tu mens... Tu trahis ... ».
Je me laisse prendre à ce semblant d'intrigue dans les murs de cette maison !
Je préférerais descendre nous chauffer au soleil ! Non. Tu ne veux pas. Tu essaies de me faire comprendre que moi, oui moi, j'ai droit à des reproches et que je suis 'utile' ici ! « C'était ton devoir de lui dire... pourquoi tu ne lui as ... ... Dégourdie, va ! ».
Le visage ravagé, tu te bloques, refermes les yeux. À voix basse, je t'explique que tu n'as rien à faire dans cette histoire :

« ... Laisse-les maman, reste tranquille.
— Non, ah ça non..., réponds-tu, les yeux clos, pourquoi, mais pourquoi a-t-elle ... (encore un charabia qui se prolonge) ... ». Tu finis par te taire. L'histoire n'est pas terminée...
La conversation de la salle à manger se prolonge dans la cuisine. L'infirmière, deux médecins, les cadres. Claudine regroupe les patients inoccupés et hagards autour de la table. Chaque visiteur mène son patient dans sa chambre. Nelly s'emploie au linge à ranger, une maîtresse de maison d'un autre groupe discrètement prend la nouvelle par la main et sort avec elle. Toi maman, te voilà endormie, ou simplement somnolente, je disparais sans bruit.

Dans cette maison, le moindre événement peut devenir cas d'importance, cause de perturbation... Les soignants le savent ! Un accident, une fredaine, du nouveau ! il ne faut pas ébruiter...

Tu étais sur le qui-vive, forte de ton autorité de vieille dame expérimentée. Tu vibrais, te voulais active et t'agitais.
Je t'ai quittée pour aller dîner chez une amie et lui décrivis ton remue-ménage, tu l'intéressais. « Elle te cherche, me dit-elle, mais elle communique, ce n'est pas un 'légume' comme bien des malades à l'hôpital psy ! C'est tellement mieux que rien ! Il y a de la vie ! C'est bon ! ». Ses dires m'ont donné du courage !

Le 5 avril 1994

Claudine, maîtresse de maison, une de celles qui te sont dévouées me tend son avant-bras avec six sparadraps collés en barres d'échelle :
« Regardez, madame Solange, les griffures de votre maman, dit-elle. C'était pendant le change, votre maman me résistait, c'est quand vous êtes partie l'autre jour. Ce n'est pas grave, ça m'ennuie même de vous en parler. Il faut se méfier des ongles, l'infirmière a désinfecté. Ce sont des choses qui arrivent ici, il ne faut pas vous inquiéter ». Elle a dit cela discrètement, presque à voix basse, maladroitement car elle avait gros cœur. J'étais ennuyée, je l'ai embrassée, Claudine.
Toi maman, tu baisses la tête et n'es pas contente qu'elle me raconte... Tu te sens coupable, malheureuse. Je sens monter ta mauvaise humeur.

Ça s'était passé avant-hier. Je me souviens m'être acharnée pour que tu marches, tu n'en avais pas envie, alors tu t'es vengée sur Claudine, n'y es pas allée de main morte ! C'est ma faute, indirectement !
Assise et boudeuse, immobile, tu t'entasses. Tu me fais penser aux statues égyptiennes des « pharaons-cubes », ces étranges sculptures de marbre noir au Louvre.
Je te fais lentement la morale, prenant ma voix douce :
« ... ne pas battre, ni taper, ni griffer... Être gentille avec tout le monde... Un change, ce n'est pas une affaire ! ni une punition ! Ferme les yeux, ne pense pas qu'on s'occupe de toi ! C'est pour ton bien qu'on te lave ! On ne te maltraite pas ici !
— Oh ! si... », soupires-tu. Je te caresse le bras et la main.

Le 18 avril 1994

Un jardin au printemps, qui s'en lasserait ? Regarde maman cet espace de ciel envahi de verdures neuves. Les timides feuilles des hêtres se déchiffonnent, celles des marronniers se déplient comme des doigts. Dans les plates-bandes, les jacinthes embaument, leurs clochettes défleurissent. Elles cèdent aux jonquilles pressées de s'épanouir. Plus loin, les tulipes en fin de matinée s'ouvrent glorieuses pour se refermer le soir.
Aux Glycines blanches, j'avais pris l'habitude de te pointer le ciel pour que tu aies l'idée d'y lever les yeux. « Regarde le bleu lumineux et les nuages étranges qui avancent en nous annonçant la pluie ! ». Lentement tu levais la tête, fixais l'endroit, observais :
« Tu as raison, disais-tu, il faut penser à regarder ça, c'est une bonne idée que tu as là ! » Cela se passait, il y a plusieurs mois. Depuis ton langage a presque disparu, tu ne peux prononcer que du très court, des bribes, deux mots, un seul.

Cependant, je continue à te montrer le ciel, les ciels, variés à l'infini. Voir le ciel, ça console.

Parce que tu regardais le ciel un jour, de toi-même en silence et méditative — te retournant vers moi, tu as dit : « Qu'est-ce qu'il y a derrière tout ça ? ». Grave question, chacun se la pose. Question essentielle de l'humanité. Celle qui généra et continuera de générer les croyances et les religions des siècles. La question qui guide l'âme de chacun, l'âme du monde. Toi, tu gardais l'essentiel, avec force et simplicité.

Le 29 avril 1994

On s'étonne du nouveau beau temps et de la chaleur. Ce sont les premiers beaux jours. Le bus traverse le centre ville de G., des couleurs gaies parmi les passants, robes d'été sorties en hâte. Le grand ciel bleu avec quelques balayages blancs. Aplatie sous le soleil, la Seine d'un gris-bleu tenace.
Tu es sombre, toi maman, 'prisonnière' des Glycines blanches. Tu pleures doucement : « Je n'ai plus de maman, ni de papa, ...ni de marraine, ... ni rien ». Un gros chagrin ! Comment te consoler ?
« Veux-tu faire un petit tour ?
— Non, je veux la paix ! ».

Quelques secondes plus tard, tu demandes : « Une petite promenade... s'il te plaît ! ». Nous voilà dans le jardin. Tu trembles, troublée, inquiète. « Tu as des soucis maman ?
— Oh ! vou-ou-i ! ... ». Nous nous taisons, tu ne pleures plus. Je reprends :
« Et la nuit, tu dors bien ?
— Une fois sur deux ! ». C'est net, tu n'as pas envie de parler.
Tu t'arrêtes près d'un arbuste dont l'une des plus belles branchettes a été sauvagement tordue par quelqu'un de brutal qui voulait la prendre. À ton tour de t'acharner pour la casser. Tu n'y arrives pas, renonces, hausses les épaules, ne t'en occupes plus.

Le 15 juin 1994

Tes jambes peinent à te porter, c'est ennuyeux. « Tant qu'elle peut marcher, sortez-la, votre mère, continuez de la promener » m'a dit le médecin que j'ai rencontré en entrant. « ... plus tard ? On avisera ! », a-t'il ajouté.
Dans le jardin, le printemps bat son plein ! ton deuxième printemps ici.

Ce jardin, créé sur une parcelle arrière du parc voisin est l'œuvre d'un bon paysagiste.
« C'est bien fait tout ça ! » dis-tu. Tu as raison. Malgré son irrégularité, le terrain fut planté pour le régal des yeux toute l'année. Des variétés de fleurs et d'arbustes en bonne place s'épanouissent les unes après les autres entre février et fin novembre. Du nouveau à voir chaque jour. Des roses toute la saison.
Aujourd'hui, le bleu des hortensias déborde le long du mur. Les pivoines ouvertes surplombent et commencent à baisser la tête, les géraniums refleurissent. Les marguerites blanches tiendront jusqu'à mi-juillet. Au-delà du petit bois au fond là vers le dernier banc, ce sont les lis orangés. Nous sommes assises, la forte senteur se mêle à celle de la glycine blanche immense, qui couvre le haut mur en briques.

Le soleil a tourné, nous remontons vers le jardin du haut. Après le petit goûter, la tranquillité. J'ai un mot croisé à finir, comme monsieur de G.

« Maman tu entends l'avion qui passe ?
— Bien sûr que je l'entends !
— Tu le vois là-haut, tout la-haut ? », et je tends le doigt, entre les deux nuages blancs. Tu cherches, de tous côtés. Tu ne sais plus regarder dans la direction que je montre.
Hep ! ... floup ! ... notre petit chat qui se sauve en vitesse... « Regarde vite ! ». Non, tu ne l'a pas vu, dommage !

Les corneilles passent et repassent, criardes, zébrant le ciel pour se faufiler dans les feuillages des grands arbres. Tu n'aimes pas leurs clameurs sinistres.
« Elles t'agacent les corneilles ! ...
— Ça... Oh ! oui... ».

Ce sont les cloches maintenant.
« Tu entends les cloches ? On est samedi, ce doit être un mariage !
— Quoi ? qu'est-ce que tu dis ?
— Oui ! Ce doit être un mariage.
— Hum ! Hum ! Comment tu le sais ? ».
Ce que je ne te dis pas c'est que ce sont les cloches de l'église de G. Tu ne les reconnais pas. Tu les connaissais pour les avoir entendues pendant quinze ans de loin ou de près. Ton ancienne église est proche, cinq cents mètres à peine. Tu ne sais plus que tu habitais G., tu ne sais plus... comment c'était avant... Je me tais sur les cloches. Ça me fait de la peine, tournons les pages...
« Tiens ! Ton petit grand-père Ledan avec sa canne. Il vient vers nous ? Non, il est passé et ne nous a même pas vues ! ».

Le 16 juin 1994

Nous avançons dans le jardin et je te questionne d'un ton persuasif : « Tu sais comment je m'appelle, hein ! maman ? ».
Tu me regardes, souris, fais mine de réfléchir, de chercher loin, tout au fond de toi-même. Tu ne sais pas ! Puis tu sais ! Ironique ou non, sûre de toi, épiant ma réaction du coin de l'œil, tu lances : « Marie-Madeleine ! ».
Me voilà perplexe... D'où sors-tu ce prénom double, attribué à personne dans la famille, ni chez tes amis, ni autour de nous ?

Un peu plus tard, tu me dis, mais en t'appliquant studieusement : « Ou...i, So-lan-ge ! ». C'est un 'Solange' précisément très articulé, je te fais remarquer :
« Tu sais mon nom, je suis contente. Tu t'es trompée tout à l'heure, je ne m'appelle pas Marie-Madeleine...
— Oh ! rétorques-tu, sur la défensive, et d'un air scandalisé, je-n'ai-pas-men-ti-sache-le ! ».
Je laisse tomber, trop compliqué de reprendre et de t'expliquer, d'ailleurs, tu ne te souviens plus.

Le mensonge a toujours été ta hantise. Quand j'étais petite, avec quelle véhémence tu t'appliquais à nous faire détester le mensonge ! Et pourtant, je mentais... (sans me faire prendre). Ton horreur du mensonge ! La noirceur du mensonge ! Tu en parles avec grandiloquence et scrupule ! C'est ta nouvelle idée fixe, elle te poursuit !

Le 8 juillet 1994

J'étais à Sableport, appel de Monique au sujet de maman hospitalisée d'urgence. C'est l'intestin, ... occlusion intestinale ? ... avec, ou non, opération en vue. Pour le moment, observation en cours.
Il est trop tard ce soir, je partirai demain. Mon imagination galope, je vois le pire. J'ai horreur que tu souffres physiquement parce que tu supportes mal la souffrance du corps. Est-ce la fin ? « Non, dit Monique qui a rappelé pour me tenir au courant, ça va, il faut attendre ! ».

Le lendemain après-midi, l'hôpital, ascenseur, couloirs... je finis par aboutir à une grande, très grande chambre blanche où j'aperçois au loin près de la fenêtre comme un volume amassé, c'est toi ! Sanglée de toutes parts à un fauteuil en tubes métalliques, pauvre et vieille créature édentée ! Ligotée, immobilisée, encombrée de tuyaux de plastique fixés par des morceaux de sparadrap rosé. Tu m'as reconnue !
« Je suis là maman, j'arrive... C'est moi, Silou ! ».
Les yeux noirs de colère, tu m'invectives, furibarde, dans un jargon éraillé : « Tu es méchante... oh ! comme tu es méchante... toi ! ma grande sœur ! Me faire ça à moi ! Je t'appelais, tu ne venais pas ! Tu te moquais ? Mais qu'est-ce que tu faisais donc, tu le savais que j'étais malade et tu n'arrivais pas ! Tu m'abandonnais... ah ! supporter cela de ma grande sœur ! ».

Peut-être alertée par tes cris, jeune et souriante, l'infirmière passe vérifier les tuyaux. Elle se penche, te parle doucement, te caresse le front. « L'opération, c'est pour ce soir », me glisse-t-elle.

Le 12 juillet 1994

Tu essaies en vain des mouvements pour te lever, ou simplement bouger ! Tu n'arrives à rien et tu cherches pourquoi ! Tu examines l'un après l'autre tes poignets séparés. Chacun, préservé par une petite peau de mouton blanche, ficelé à l'un des deux bras du fauteuil. Tu hoches la tête, sans comprendre..., résignée, sans même soupirer ! Non pas consentante, mais... 'étrangère'... tu t'élimines... fermes les yeux.
Les jambes... croisées, emmêlées, tu ne sais comment les démêler. Elles sont si raides, je n'arrive pas à les bouger. Je m'assois par terre pour les masser.
Énervée, stressée, fatiguée, tu n'arrêtes pas de jargonner, c'est épuisant. Je crois comprendre que tu parles de 'vérité'. Ah ! ce combat pour la vérité suivi de ta hantise du mensonge, ton cheval de bataille : « Ici, ça me semble 'pas vrai', dis-tu ! », et puis, « ... la vérité, mais dis-la, dis-la une bonne fois pour toutes ! », et puis, « ... J'ai horreur du mensonge ! Oh ! mon papa, oh ! ma maman, ils ne mentaient pas eux, jamais ! »

Ma sœur Martine arrive prendre le relais. Elle est triste et émue, sûre que tu vas mourir.

L'opération eut lieu le soir ou la nuit comme prévu. Tout se passa au mieux, c'était plus bénin qu'on ne pensait. Le lendemain, tu avais repris des couleurs.

le 19 juillet 1994

Tu es restée dix jours à l'hôpital, te remettant doucement. On a retiré les tuyaux en laissant celui de la perfusion-nourriture, on a défait les sangles. Tu passais par des phases contraires, du mépris agressif à une amabilité charmante. « Elle est comme un paravent qu'on retourne sans cesse », m'a dit l'infirmière, elle fait cela avec tout le monde, elle est presque drôle, votre mère ! Elle a l'habitude d'être servie ».

En fin d'après-midi, j'arrive, tu es détendue.
« Tu es toujours là maman ? Ça va mieux ?
— Ben... Vou...i, comme tu peux voir ! Tu souriais. Je suis bien contente quand tu es là ! Ça me chauffe le cœur ! ».
Tu disais cela avec difficulté en bégayant, mais quel bonheur de t'entendre ! C'était comme si on faisait la paix pour toujours.

L'âme légère, je me mets au travail : je te coupe les ongles, les lime, te donne à boire, arrange les fleurs, et profite de ta bonne humeur pour t'expliquer que tu es à l'hôpital, (cela tu ne l'as pas encore réalisé), que tu partiras demain :
« Tu entends bien maman, demain, tu pars... tu pars d'ici !
— Chez moi ? dis-tu, sautant sur l'occasion, frétillante et stupéfaite !... Tu imagines ton logis d'antan ?
— Là où tu étais... ...
— Mais où je vais, insistes-tu, où je vais ? veux-tu me dire ! ».

J'explique, ne sachant trop m'y prendre, mais il faut bien te dire la vérité ! Dialogue de sourds, on ne se comprend pas, tu me fais répéter, je raccourcis mes phrases pour mieux articuler, parle doucement... inutile, tu t'énerves, ça va se gâter... tu conclus finalement : « Je ne comprends pas ce que tu dis ! » tournant la tête, te renfonçant, fermant les yeux. Nuages après le soleil ! Et tu boudes.

Une aide-soignante passe, gentille et gaie, et sans même te regarder, rapidement : « Demain vous nous quittez madame Gabecar, ..., et puis

malicieusement coquine, qui est-ce qui nous donnera des coups de poing quand vous serez partie ?
— Je voudrais aller dans la baignoire », réponds-tu, revêche ! Coq à l'âne ? Erreur de mot ? Langage symbolique.

Avant de m'en aller, je réitère :
« Tu pars demain, tu te souviendras ?
— Comment ?
— En ambulance.
— Avec qui ? ... tu seras là ?
— Non, mais tu ne seras pas toute seule, il y aura quelqu'un, ne t'inquiète pas, ça ira !
— Il n'y a pas de porte ! et tu rajoutes en colère tandis que du regard, tu fais le tour de la pièce, ... ils ont tout emporté, oh ! ils ont eu vite fait... ».

Le 20 août 1994

Plein été. Vacances, tourisme, sorties. Un air festif qui s'infiltre, même ici, demeure du bien-être et du mal-être !
Madame W. me vante les sorties en car, organisées pour les patients des Glycines blanches. La dernière les avait menés à la Mer-de-Sable.
« Elle n'aimerait pas votre maman ?
— Vous savez, elle aime surtout son coin tranquille. Ça devient difficile de la faire marcher. Les sorties, ce n'est pas tellement 'son style'. Je vais y penser, je verrai avec elle... ».
Pour m'inciter, je me disais non sans émotion que ce serait la dernière promenade de sa vie, il fallait qu'on la fasse.
Évidemment, quelqu'un de la famille devait accompagner le patient dépendant. Je me suis décidée pour la sortie 'l'Île de Villennes-sur-Seine'.

On partait à dix heures, retour à dix-sept. Descente dans l'île, accueil aux *Mille Facettes* avec le repas-pique-nique, croisière sur la Seine pour finir.
D'ici là, t'en parler pour t'y préparer. « C'est si tu veux, c'est toi qui décides ». J'ai prévu un chapeau, des lunettes de soleil, une grande écharpe, deux coussins, des bonbons...

Le jour dit, neuf heures trente, je te trouve prête, élégante, avec un sourire vacancier de bon augure.
Un car luxueux attend dans la rue. Pour te hisser, quatre bras masculins ne sont pas de trop, mais suffisent pour te faire prendre un air méfiant. Tu me fais remarquer d'un ton acerbe, que tu as bien voulu m'accompagner pour ce caprice ridicule. Ton humeur n'est plus à la réjouissance.
La journée est longue et pénible. Des escaliers à n'en plus finir pour descendre au quai, une traversée trop courte, un bar médiocre réservé pour nous, cour des miracles, une ombre trop fraîche à l'arrière des *Mille Facettes*, un soleil cuisant l'après-midi, un vent qui te fatigue, des toilettes inadaptées... et surtout ta mauvaise humeur, tu ne te dérides pas. Des enfants avec des ballons et des baigneurs arrogants s'ébrouent, sans considération pour cette équipée de vieilles personnes

égarées. Tu ne t'amuses pas.
Mais la Croisière proprement dite, le clou en fin d'après-midi, devient pour toi une belle aventure.

Le bateau 'Croisières sur Seine' attend, (c'est un second bateau), tu y accèdes facilement. Te voilà assise, mais derrière la cabine. Comme tu ne vois pas le paysage, de toi-même sans attendre, ni te préoccuper du roulis, tu te diriges vers l'avant surélevé du bateau, la seule place libre que tu as repérée. T'y installes sans complexe. En fin de course, tu es la reine quand tu descends vers le groupe qui t'applaudit. Tu souris, ravie !

Effectivement, ce fut ton dernier voyage...

Le 22 août 1994

Dans les services et les couloirs, on rencontrait rarement la directrice de l'établissement, madame de Lebel. Elle est venue, un après-midi de fin juin, s'asseoir près de nous deux avec Germaine : « Je viens vous parler de votre maman, dit-elle. On la trouve un peu fatiguée ces jours-ci ! Avec la grande chaleur, je pense que le moment est venu de la promener en fauteuil roulant. Cela ne vous empêchera pas de la faire marcher dans le jardin. Vous la laisserez faire comme elle veut. Vous allez vous décider et vous me donnerez la réponse pour la commande du fauteuil ».

Nous étions donc... à la fameuse étape que je redoutais... non pour le fait d'avoir à te pousser comme une invalide, mais parce qu'elle marquait combien la maladie faisait son œuvre !

Déjà maman, tu t'asseyais volontiers sur le fauteuil roulant anonyme qui traînait ici ou là, mais qui servait à l'occasion à l'un ou l'autre qui l'essayait comme en s'amusant.

Le lendemain, tu ne t'en aperçois même pas, j'avance le fauteuil : « Tiens, tu t'installes dans ce fauteuil ?
— Vou... i... i, réponds-tu avec satisfaction, comme si c'était une récompense ! j'ai l'habitude, tu sais... ».
Germaine s'enquiert d'un drap qu'elle entortille de son long pour en faire une attache à partir du dossier, et nous voilà parties...

Conduire un fauteuil roulant est un art qui s'apprend... J'ai commencé mon apprentissage aux gestes, manœuvres et manèges nécessaires.

Le 10 septembre 1994

Dans les couloirs et dans le jardin, une voix généreuse et assurée, désagréablement nasillarde, répète sans se lasser un air de 'Carmen'. Toujours le même, cent fois chanté.
C'est une patiente du service voisin. Elle se promène comme se promènent ces gens azimutés des Glycines blanches, une dame au port distingué, au doux visage poupin auquel on ne donne pas d'âge ! Affable, souriante, mais sur le qui-vive. Ses yeux d'un bleu très clair ont quelque chose d'implorant. Elle a une façon doucereuse de vous aborder de près en se faisant familière et insistante. Tu ne l'aimes pas maman, elle t'agace et quand je suis avec toi, nous l'évitons. On la dit sans famille, juste une cousine vient la voir, rarement.
Ce jour-là, en sortant, je me retrouve avec la cousine :
« ... Je vous vois dans le jardin, je devine que c'est votre maman que vous promenez, dit-elle, vous vous ressemblez ! Vous venez souvent ? Comment faites-vous pour la supporter ? Elle semble révoltée. ... Non ?
— C'est vrai ! Elle n'est pas facile, je m'y fais. Nous sommes cinq sœurs, nous venons la voir à tour de rôle.
— Je vous admire ! soupire-t-elle. Cette maison, qui est une 'bonne' maison, c'est l'enfer, je le reconnais, pour moi ! Comme c'est dur ! Dur d'y aller, dur d'y être, dur de rentrer et d'y repenser. Je ne viens qu'une fois par mois voir ma cousine, j'ai du mal à m'en remettre. Il ne lui reste que moi. C'était une grande chanteuse, le savez-vous ? Célèbre ! L'Opéra ! Les plus grands prix ! Son renom... elle a reçu les honneurs ! Et voyez... à quoi elle est réduite ! Cette maladie de A., l'horreur ! oui, l'enfer ! ».
J'ai dit : « ... Non pas l'enfer, mais l'enfer et le ciel, comme l'ivraie et le bon grain ».
J'ai expliqué... essayé d'expliquer !

Le 21 septembre 1994

Au petit salon, à travers les vitres on voit le petit bois et les grands arbres s'effacer dans une brume qui cache le ciel. L'automne s'annonce, l'été s'en va !

Arrivent vers nous trois personnes que je ne connais pas. Deux visiteuses, bruyamment jacassantes suivies de la timide et discrète personne qu'elles sont venues voir, une petite vieille dame aux yeux vides. Elles s'installent dans les trois fauteuils disponibles. Silencieuse, la dame âgée baisse les yeux, les deux autres poursuivent leur conversation... sans gêne ! Tu les regardes l'une et l'autre, prenant ton air excédé. Tu me fixes avec reproche, tentes de te lever... Comme si tu me disais : « ... Qu'est-ce que je fais là, on n'est vraiment pas chez nous ! ».

Nous déménageons dans ta chambre, le refuge ! On y étouffe à cause de la fenêtre si peu ouverte. Tu restes irritée. Sur le secrétaire, deux lettres arrivées dans la semaine, j'ouvre, commence à lire. « Je connais tout ça par cœur, bougonnes-tu, tu peux les ranger, tu sais ! ».

Décidément, rien de simple aujourd'hui, est-ce moi qui suis mal disposée ? Que faire ? Je m'ennuie... L'aiguille de l'œil-de-bœuf, dans le couloir, piétine. Je vais te laisser.

1994. Clignotements au quotidien

Dans le petit bois, assises sur le banc... Il fait très chaud. Le temps s'étire, à mi-mots nous nous comprenons :
Moi : « Tu sens la glycine maman ?
Toi : — Je n'ai que ça à faire, tu sais !
Moi : — Les deux p'tits moineaux là, sur le côté du mur, tu les vois, ils se battent pour une miette de pain !
Toi : — Tu crois que c'est du pain ?
Moi : — Oh ! ici, ce serait plutôt de la brioche !
Toi : — Ah ! de la brioche ! ... », tu salives et nous rions.
Moi : — Tu en voudrais de la brioche ?
Toi, comme offusquée : — Oh !... Oh !... ce n'est pas la peine, ça coûte trop cher ! ».

Il pleuvait, nous restions assises dans la chambre, à bout d'idées, que dire ?
Moi : « Tu veux qu'on fasse quelque chose maman ?
Toi, remuant le menton : — Meu ! meu-eu ! ...
Moi : — Tu veux bouger ?
Toi : — Non... je suis bien là, comme je suis... je suis bien avec toi qui restes là ! ».
Pour moi, doux contentement !

Émotion et tristesse !
Moi : « Non ! regarde, je suis là !
Toi : — ... mais ce soir, tu ne seras pas là...
Moi : — Mais en ce moment, je suis avec toi ! » Tu fermes les yeux, puis les ouvres.
Toi : — Ceux que j'ai connus, je ne les retrouve pas ! Ici, c'en est d'autres... ».

J'ai encore une heure à passer aux Glycines blanches.
Moi : « J'ai des petites bricoles à faire pour toi maman ».
Alors j'astique tes chaussures, change les lacets usés, remets plusieurs boutons qui manquent à tes habits.
Toi qui me regarde faire : « Tu me fais mon travail, quoi ! ».

Des réponses authentiques !

C'est le jour de ta fête. J'apporte un bouquet :
Moi : « C'est ta fête aujourd'hui, je t'ai apporté des fleurs, ce sont des jonquilles jaunes !
Toi : — Je n'ai pas besoin de toi pour savoir que ce sont des fleurs ! ».

Dans le jardin :
Toi : « C'est agaçant tous ces bruits derrière le mur ! C'est quoi ?
Moi : — Je pense que ce sont des cris de paon...
Toi : — Pourquoi parles-tu de paons ? ... on peut toujours dire ce qu'on veut, tu sais ! ».

Au réveil de ta sieste :
Moi : « Je suis venue te voir maman !
Toi : — Tu viens me voir, ça n'a pas de sens puisque tu vas t'en aller. On ne vient pas quand on part ! ».

C'est un goûter festif aujourd'hui :
Moi : « Que de monde autour de toi !
Toi : — Autour de moi ! ... c'est parce que je n'ai rien ! ».

Nous partions au jardin. Germaine nous avait dit « ... bonne promenade ! »
Moi : « Germaine ! elle t'aime bien elle !
Toi : — Est-ce que je suis méchante avec elle ? ».

Passent et repassent, proches de nous, des corbeaux croassant :
Toi : « Oh ! la la... on dirait les filles qui ricanent là-haut ! On les entend, je t'assure »..

Nous nous promenions :
Moi : « Ça fait du bien de marcher, tu ne trouves pas ?
Toi : — Non, c'est ni bien ni mal, ça ne sert à rien ! c'est comme ça ! ».

1995

Toi, parfois, presque tout bas :
« Oh ! mon Dieu, prenez-moi ! ».

Le 2 janvier 1995

Dans le jardin, il est trois heures trente. Des rayons pâles se coulent entre les nuages gris. Ils éclaircissent les écorces mouillées. Une lumière surprenante s'introduit illuminant l'endroit. Enchantement ! Quatre heures, le jardin bleuit, puis s'assombrit...
Vers le Sud-ouest, au fond du parc voisin, un soleil phosphorescent descend au-delà des arbres, disque orangé, cuivré, puis rouge sang. Il sursaute derrière la futaie. À gauche, les arbres du petit bois se font fantômes noirs.
« Regarde ce soleil maman, regarde ! il change ! On pourrait le toucher ! ».
Je fais pivoter le fauteuil : ondulantes, des immenses nuées d'un rose mauve rendent le paysage étrange. Nous nous taisons, regardons. Magie.
Un peu plus tard, une fois rentrées, je chuchoterai pour conserver notre connivence :
« C'était très beau, une superbe descente du soleil ! Tu t'en souviens ?
— Je ne sais pas », murmures-tu. Je me tais, retenant ce bonheur partagé avec toi, ce moment de poésie !

À travers la vitre, l'espace s'enfonçait dans le noir...

Le 6 janvier 1995

Un jour, je ne sais plus quand, tout à coup, tu as dit :
« Il ne faut pas mourir ! » Comme si tu clamais une déclaration solennelle.
J'ai dit : « Tu as raison, il faut vivre ».
J'ai ajouté : « Vivre est plus important que tout ».
Un silence a suivi. Je m'étais tue, toi aussi. C'était un silence plein.
Tu laissais l'accessoire pour affirmer le profond de toi.

Je me souviens aussi d'un jour de pluie où je te promenais sur la terrasse couverte derrière la maison.
Nous avions pris l'habitude quand nous passions par là de nous arrêter pour regarder les petites fleurs blanches dans les jardinières de ciment. C'était de la corbeille d'argent, encore fleurie parce que l'hiver restait doux.
C'est en la regardant que tu m'as dit : « Il ne faut pas mourir ! ».

Le 20 avril 1995

« Vous n'allez pas être contente madame Solange. Votre maman reste dans son petit coin depuis deux jours, elle ne veut pas ouvrir les yeux. Oui, on la fait venir à table pour ses repas, mais sitôt elle retourne à sa chaise et elle ne bouge plus. Oui, le médecin l'a auscultée, il a regardé ses yeux, il a dit qu'elle n'avait rien. Avec vous, elle va peut-être les ouvrir... ses yeux ».
Ainsi m'accueille Germaine.

En effet, tu es dans ton petit coin, tu fermes les yeux, tu n'as pas l'air mal. Tu n'as pas mauvaise mine. Il est quatre heures, tu as goûté, la télé marche, le service est animé, les gens s'agitent. Paupières fermées, tu ne dors pas. Je suis à côté de toi. Tu m'as vue, tu as frémi et cillé sans rouvrir les yeux. Je te regarde, te dévisage, t'apprends par cœur ! Rien ne bouge de ta personne.

Je pourrais repartir, l'envie ne m'en manque pas. Non. Je me penche vers ton oreille, celle qui entend bien, et je murmure : « Maman... ». Tu ne bronches pas. J'attends... et recommence. Puis une troisième fois, pas de réponse. Partir ou rester ? ... Qu'est-ce que je fais ? Je reste indécise.

Je suis venue, je suis là finalement !..., je reste. Oui je reste.
Attention ! me mettre en condition, ne pas m'énerver, ni te brusquer, ni t'agacer. Respecter ton attitude. Ma seule présence !... que tu puisses sentir ma petite musique silencieuse, sans qu'elle te dérange ! Que rien de moi ne te soit désagréable, rester près de toi sans rien faire et sans bouger.

Le 9 mai 1995

Quand je te regardais somnoler — ça t'arrivait de plus en plus —, je me représentais comment tu serais lorsque tu reposerais sur ton lit de mort. Le visage détendu, immobilisé sur l'oreiller, rajeuni, adouci, apaisé. Les yeux clos, les rides desserrées... Tu aurais un léger rictus, malicieux peut-être ! comme si tu disais : « Voyez mes enfants, comme je suis bien maintenant ! ».
Tes mains ! longuement inactives, sembleraient se réanimer comme pour bercer, caresser, raccommoder... Ta main droite nous redirait les milliers de lettres écrites !
Ne pas voir ces choses pour le moment... Le jour..., plutôt la nuit viendrait ! Tu aimes la nuit.

C'est à Germaine que j'en ai parlé. Seule dans la cuisine, elle surveillait la soupe aux légumes. « Je vais acheter une belle chemise de nuit. Pensez-vous que la veilleuse de garde, la nuit où cela arrivera, pourra la lui passer ?
— Bien sûr, apportez-la. On la mettra de côté dans le placard. Vous avez raison de vous en occuper ».

Je suis allée au Bon Marché, le magasin que tu aimais et j'ai trouvé la chemise de nuit que tu aurais choisie. En tissu rose pâle de qualité, avec de longues manches et un col blanc élégamment brodé. Je n'ai pas regardé le prix. J'ai aimé la vendeuse avenante, attentionnée quand je lui ai expliqué en quelques mots pourquoi cette chemise de nuit me tenait à cœur. Elle venait de perdre sa mère. Elle a cherché une jolie boîte, du papier de soie lisse... enveloppa la chemise avec délicatesse.

Le lendemain, j'ai rangé la boîte sur la planche du haut à droite du placard de la chambre et prévenu Germaine qui vint voir où je l'avais mise. « J'en parlerai aux autres, dit-elle, et surtout aux veilleuses ».

Je suis partie contente, en paix, avec la satisfaction d'une tâche bien accomplie. J'ai prévenu mes sœurs.

Le 10 mai 1995

Depuis longtemps, j'imaginais l'irréel d'une bulle. Toi, en oiseau de rêve, tu quitterais cette terre, discrètement, légèrement, ce serait la nuit. Ainsi, je voyais ta mort.
Au petit matin, il y aurait la sonnerie du téléphone. J'aurais compris, Monique aurait été réveillée la nuit par la veilleuse des Glycines blanches. La voix un peu boursouflée, comment me dirait-elle ta mort ? Que répondrais-je, non pas surprise, ni étonnée, plutôt empêtrée de moi-même :
« Je viens tout de suite...
— Où ?
— Aux Glycines... ».
J'aurais reposé l'écouteur, assise au bord du lit, je penserais à la jolie chemise de nuit rose pâle du Bon Marché confiée à Marie-Louise. En aurait-elle reparlé la veille au soir à la garde ? Et je me sentirais lasse et brisée, l'esprit embrouillé, envahie d'images de toi... Sans même l'idée d'une petite prière !

Quelle heure serait-il ? Ah ! mon Dieu !... sept heures et demie bientôt, l'aiguille martèle sans hâte. Ridicule de tourner en rond, je pars. Huit heures quinze, heure de pointe au changement Saint-Lazare, les gens n'en finissent pas d'avancer. Le Pont de Seine, les bouchons, les arrêts du bus ! Les Glycines blanches. Je franchirais les sas, l'ascenseur, les couloirs et, sur la pointe des pieds, me faufilerais dans ta chambre.

Juin 1995

Toujours la même chose...
La moquette du couloir, l'ascenseur et la glace où tu vois toujours la 'dame', toi ! Le sas étroit malcommode où le fauteuil se coince cinq fois. Nous voici dehors... Respiration !

Combien de temps encore ? Des mois ? Des saisons reviendront ou ne reviendront plus... ? M'imposer de ne pas penser, vivre au jour le jour. Faire ce qu'il y a à faire.

Aujourd'hui, tu es neuve et rajeunie ! Tu lèves la tête pour voir les petits lustres de fleurettes des marronniers puis te penches pour mieux voir le sol jonché de pétales roses. Reverras-tu fleurir le marronnier rouge ?

Juin 1995

C'est vers le petit bois, je dirige le fauteuil roulant. Tu t'y laisses aller sereine, épargnée de tout effort. Pour la descente, je te montre comment tenir les accoudoirs. Je vise la bonne place à l'ombre du châtaignier, je m'assois sur le banc à lattes. Quelques à-coups, tu dodelines de la tête et ça t'amuse !

Personne dans ce lieu tranquille. Au-dessus de nos têtes, un couvert de ramures emmêlées filtre les rayons cuivrés du soleil à l'oblique. Pas de vent, une grande paix. Au loin, très atténué, le perpétuel frémissement du rideau de peupliers. Les oiseaux dorment. Un petit lézard se chauffe sur une pierre du vieux muret. Les insectes se sont tus. Tu t'assoupis, moi aussi je crois.
Je sursaute. Dans les hautes herbes du mur de la façade, léger, bref et brutal, un 'pszitt' rapide échancre le silence, suivi d'un couinement aigre et percutant ! Tu as tressailli... « Qu'est-ce que c'est ? », bredouilles-tu, toute encore dans ton sommeil. Tu tournes la tête, un peu à droite, à gauche : « Qu'est-ce que c'est ? ».
— C'est le petit chat. Tu sais, le petit chat sauvage qui se sauve !
— Ah ! bon. Tu le connais ? Oh ! Il m'a réveillée. Qu'est-ce qu'il a fait ?
— Il a couru après une souris pour la manger.
— Il ne va pas nous déranger, non ?
— Ce n'est pas un grand dérangement ! Allez, reprends ton petit somme ! ». Tu me fais rire, tu es drôle !
Se reposer dehors sous de beaux arbres, dérangées par un leste petit chat sauvage qui croque sa souris... Quoi de mieux ? Délicieux clignotement !

Le 2 septembre 1995

Dans le salon-séjour, à ta place habituelle, tu me reconnais, te trémousses, me souris. Tu as fini ta sieste, tu es fraîche et rosée, vivante, pleine d'éclat. Un bébé joyeux que j'embrasse avec bonheur. Et tu sens très bon !
« On va sortir maman ?
— Si tu veux... Vouii !
— Nous irons à l'ombre, sous les marronniers du petit bois ?
— Si tu veux... Vouii !
Parfait, tu veux bien tout ce que je veux et tu es toute mignonne !
Je passe dans ta chambre prendre gilet de laine et fichu, m'assurer que la jolie boîte de la vendeuse du Bon Marché est à sa place...
Le fauteuil, je le dégage de son coin (ton petit coin à toi), y accroche le sac du goûter et le mien, je rajoute la bouteille d'eau, nos deux verres, un fichu supplémentaire. Toi assise, les deux pieds pendant, tu ne supportes pas l'appuie-pieds avec lequel ils s'emberlificotent. Je pousse. C'est plus lourd qu'on ne croit. Tu es la marquise enchantée. Tu ne parles presque plus, ou si peu ! Tu deviens l'enfant dans sa poussette, mon gros bébé... Notre enfant !

L'autre jour, Marie-Louise m'a vue soupirer :
« Madame Solange, il ne faut pas être triste. Tant de gens n'ont plus leur mère, vous savez bien ! Votre maman, vous l'avez encore, vous. C'est une chance. Vous vous parlez toutes les deux. Elle vous aime beaucoup votre maman ».

Chronologie

Yvon (1899) et Louise (1904-1995)

Le XXe siècle, ébranlé par les mutations de la civilisation, bouleversé et déchiré par les abominations de deux guerres mondiales, serait leur siècle à eux.

16 fév. 1899	Naissance de Yvon Gabecar à Auxerre (Yonne)
22 fév. 1904	Naissance de Louise au *Clos briard* (Seine-et-Marne)
5 juin 1925	Yvon Gabecar, diplômé de l'Institut Agronomique, épouse Louise, fille de cultivateurs briards.
2 juin 1925	Yvon et Louise s'installent (avec un bail de douze ans) sur une ferme de cent hectares en Normandie, à Mareville-en-Vexin (Commune de Prémont, Eure).
2 mai 1926	Naissance de Benoîte. Suivront, Solange, Jamie, Simone, Émilienne, Éric, Monique et Martine (les jumelles).
1938	Yvon acquiert une exploitation agricole plus importante dans le Soissonnais à Lessartée (commune de Fruitière, Aisne). Il s'apprête à quitter sa ferme de Mareville-en-Vexin.
1939-1943	*Les circonstances paralysantes de la Guerre et de l'Occupation.* Yvon travaille seul en pionnier à Lessartée. Louise et les enfants sont hébergés provisoirement en Seine-et-Marne. Exode. Retour d'exode. Déménagements par à-coups. Lent démarrage de Lessartée où parents et enfants se retrouvent.
1952	Premier départ et départs successifs des enfants Gabecar. Mariages. Louise et Yvon, grands-parents d'une nombreuse descendance. Ils prennent leur retraite en ville, à Vertchâteau (Île-de-France).

1969 Louise présente quelques symptômes de troubles neurologiques.

1976 Yvon est atteint d'une tumeur au cerveau.
Décès de Yvon.

1977 Louise quitte Vertchâteau pour un appartement dans une résidence neuve à G. (banlieue parisienne), près de sa fille Monique.

1982 La santé de Louise se détériore.

1990 Louise est hospitalisée à G. pour un bilan de santé.
Le diagnostic conclut à la Maladie de A.
Louise passe les vacances de Noël chez sa fille Monique.

Fin 1990 Louise fait un séjour de trois mois chez sa fille Émilienne.

25 mars 1991 Louise réintègre son appartement de G. Sa fille Solange, célibataire en retraite vient demeurer chez elle.

15 avril 1992 Louise fait un séjour de deux semaines chez sa fille Émilienne.

30 avril 1992 Louise réintègre son appartement avec sa fille Solange.

25 juin 1992 Louise est placée en Maison Spécialisée pour malades Alzheimer (banlieue sud-ouest de Paris), les *Glycines blanches*.

25 nov. 1995 Décès de Louise aux *Glycines blanches*.

Épilogue

Tu es partie maman, happée dans l'invisible du grand Mystère.
Maintenant, tu vois, tu te souviens.
Tu te souviens de moi, ton petit Silou ? — Hum ! fais-tu...
Et des Glycines blanches ? — Hum ! fais-tu...
Et de ta maladie de A. ? — Hum ! fais-tu...

Nous nous sommes battues toutes les deux, mais dans la grande épreuve il y eut de belles choses, des petites phrases de gentillesse et des gestes de bon cœur qui rachetaient l'enfer. Je les garde en moi, c'est notre trésor. J'essaie de le raconter dans ce livre.
Ces étoiles qui nous réjouissaient enjolivent ma vieille vie.

J'ai quatre-vingts ans. Dans la famille, c'est moi l'ancêtre. Aujourd'hui, tu as soixante-douze arrière-petits-enfants... Oh ! la belle couronne qui t'entoure comme une farandole !
Depuis ton départ, pas un qui n'ait quitté cette terre, pas un qui ne soit malade... Tu les gardes et nous protèges tous.

En 2004, ce fut la fête des Gabecar : tu étais avec nous, papa aussi. On souriait à vos photos et à celles de ceux qui t'entourent là-haut en Vie Éternelle.
La 'brise légère'ne cessera jamais de souffler, les créatures et la création ne disparaîtront pas. Les douceurs de la tendresse, les actes généreux, l'Amour... demeurent pour toujours.
On ne peut l'imaginer, mais nous retrouverons maman ! Comment cela se fera-t-il ?

Table des matières

Imprimé en France - N° 46382